U0390769

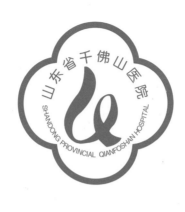

SHANDONG PROVINCIAL QIANFOSHAN HOSPITAL

- 院　训 · 敬业　严谨　慈和　创新
- 愿　景 · 做精于术、厚于德的临床研究型人文医院
- 价值观 · 视人如己　止于至善
- 使　命 · 生命因我而美好
- 办院方针 · 人文化　集团化　品牌化　国际化
- 服务理念 · 尊重患者　敬畏生命　用心做事　精益求精

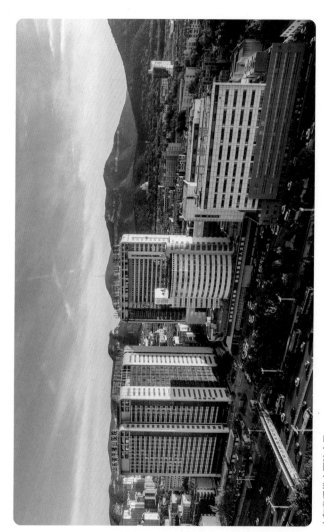

山东省千佛山医院全景

千医人文管理实践

主　审　孙洪军

主　编　徐民

副主编　毛瑞锋　李路

蒋仲敏　张永征　任勇　许翠萍　许冬梅　常晓天　王文奇

编　者　（按姓氏笔画排序）

丁厚强　王加振　刘英妮　闫月光　闫栋　孙育才　孙童

刘殿春　刘莹　杨广　杨冬　李洋　芦海晓　李翠荣

张加胜　张洪涛　张洪彬　张淑香　张德刚　陈珠峰　郑涛

赵庆梅　赵兴海　赵瑞萍　侯应龙　姜春波　高保国　高梅

黄世明　黄鹤姝　遆传凤

中国发展出版社

图书在版编目（CIP）数据

干医人文管理实践 / 孙洪军，徐民编著 . -- 北京：中国发展出版社，2017.10
ISBN 978-7-5177-0780-6

Ⅰ . ①干... Ⅱ . ①孙... Ⅲ . ①医院 - 管理 Ⅳ . ① R197.32

中国版本图书馆 CIP 数据核字 (2017) 第 259581 号

书　　名：干医人文管理实践
主　　审：孙洪军
主　　编：徐民
出版发行：中国发展出版社
　　　　　（北京市西城区百万大街 16 号 8 层　100037）
标准书号：ISBN 978-7-5177-0780-6
经 销 者：各地新华书店
印 刷 者：北京市明恒达印务有限公司
开　　本：787mm×1092mm　1/32
印　　张：6.5 彩插 2 页
字　　数：118 千字
版　　次：2017 年 11 月第 1 版
印　　次：2017 年 11 月第 1 次印刷
定　　价：42.00 元
联系电话：（010）68990535　68990692
购书热线：（010）68990682　68990686
网络订购：http://zgfzcbs.tmall.com//
网络电话：（010）68990639　88333349
本社网址：http://www.develpress.com.cn
电子邮件：1797889905@qq.com

版权所有 · 翻印必究
本社图书若有缺页、倒页，请向发行部调换

山东省千佛山医院

山东省千佛山医院成立于 1960 年，隶属于山东省卫生计生委，为山东大学附属医院，山东省慈善医院，是集医疗、教学、科研、康复、保健、预防、急救于一体的省级大型综合性三级甲等医院。

目前，医院占地 7 万余平方米，建筑总面积 23 万余平方米，设有临床、医技科室 94 个，开放床位 3000 余张。现有在职员工 3360 余人，其中副高级以上职称专业技术人员 480 余名，担任山东大学等高等医学院校博士 49 名、硕士生导师的 271 名。先后 6 人获评泰山学者特聘专家，2 人获评青年泰山学者特聘专家，13 人获评国务院特贴、卫生部突贡专家、省突贡专家及拔尖人才。

医院临床护理为国家卫生计生委临床重点专科。中医脑病专业被国家卫计委、国家中医药管理局分别评为国家临床重点专科（中医脑病专科），中医中风病科、康复医学科为国家中医药管理局"十一五"重点专科（专病）建设单位。人体器官移植、心血管病、神经病学、微血管医学、风湿免疫病为山东省泰山学者岗位。普通外科、心血管疾病介入治疗中心、消化内科、神经内科为山东省临床重点学科，风湿免疫病转化医学实验室为省级重点实验室，骨科等 23 个学科为山东省临床重点专科。

医院同时获得开展心脏、肝脏、肾脏三种器官移植的准入资格，微创腔镜技术与介入诊疗技术是医院特色技术品牌。同时拥有美国瓦里安 Truebeam 直线加速器、德国西门子 Skyra 3.0T 智能磁共振成像仪、美国 GE Discovery 宝石高清能谱 CT 等一大批先进的医疗设备。

医院历届党委牢固树立"把抓好党建作为最大的政绩"的思想，并将医学人文精神作为医院可持续发展的重要支撑；同时向管理要效益，不断完善科室综合目标管理体系、绩效考核与成本核算体系，推动了医院健康快速发展；大力加强人才队伍建设，遴选出一批优秀中青年业务骨干进行重点培养，为医院发展奠定了坚实的人才基础。

医院注重发挥省级大型公立医院在管理、人才和技术等方面的优势，不断推进分级诊疗，先后与省内外 97 余家地市级医院签订了全面合作协议，逐步形成了以技术服务为核心、各种医疗资源优势互补的健康服务链，同时探索集团化建设，联合曹县人民医院等 6 家地市医院成立了山东省千佛山医院集团，促进优质医疗资源纵向流动。

医院为山东省省级慈善医院，先后开展了"小儿唇腭裂微笑列车""亲体肾移植""小儿白血病""人工耳蜗"等慈善救助项目，并成立山东省慈善总会省千佛山医院慈善工作站，筹资 150 余万元用于慈善救助项目。

医院先后获得"全国创先争优先进基层党组织""齐鲁先锋基层党组织""全国百姓放心示范医院""全国医院文化建设先进单位""省级文明单位"等荣誉称号。

千佛山医院赋

·以"名医厚德光"为韵·

舜耕沃土，天佑泉城；齐烟九点，云径禅声。钟千佛山之灵气，毓历下亭之精英。医者温情，质坚而祛疴恙；医院大爱，风正以济苍生。遂而远近皆仰，八方播名。

坐落于千佛宝地，拔峭于庚子年时。念从前，几代人寒来暑往；感今岁，数十载奋起志追。叹其风云演变，历峥嵘而不衰。克难关，初扛保健筹业；行良策，又举康复有为。及国运昌之兴百药，乃道义担之起千医。务本开诚，科研如高屋建；修身立己，杏林若茂树辉。

盖又乘改革之风，兼传统之厚。力乎勤耕，勇乎坚守。推中西并容，纳诸科共秀。于是增设备，办教培；蓄医疗，开急救。脏器移活，心胸重构。抗击非典，援助震灾；泽沛众生，恩施患友。三甲夺魁，一流创就。掀起划价革命，在全国争锋；创优服务效能，与时代竞走。

人文医院，道义道存；崇德新风，仁心仁术。弘扬传统，沐孔子学堂之儒风；发展文明，亮南丁格尔之本色。

积淀厚重，更谱华章。溯渊之漫途，悬壶道远；肩国之任命，济世辉煌。美哉！千佛山医院。祈愿千医，直挂云帆渡沧海；福祺万代，敢昭岁月普金光！

人文——迈向新时代的医院管理
（序）

习近平总书记在党的十九大报告中提出：全面建立中国特色基本医疗卫生制度、医疗保障制度和优质高效的医疗卫生服务体系。"健康中国"是新时代中国特色社会主义事业的重要组成部分，人文管理也应该是中国特色医疗卫生服务体系的应有之义。

"医，乃仁术也。"这句中国古语道出了医学与人文之间的天然血肉联系。这样的理念，医护人员应该具备，医院管理者更应该奉行——医学人文的落地，必须与医院管理结合在一起！

我本人是从医院基层成长起来的医院管理者。多年来，我总在思考摸索医疗行业的运行规律、医院的管理规律。近几年，针对医疗行业出现的一些普遍问题，我们在山东省千佛山医院探索实践医院人文管理，解决了一些问题，取得了一些实效，引起了一些关注，这一切也可以说是我这些年思考医院管理的一种实践。德国哲学家伽达默尔说："一切实践的最终含义就是超越实践本身"。所以，我们试图把我们的实践加以梳理，既是一种回顾总结，更是一种"抛砖引玉"。

认识和实践是一枚硬币的两面。我国明代的思想家王阳明提出过一个重要观点"知行合一"，这是中国古代哲学中认识论和实践论的重要命题。马克思说："光是思想力求成为现实是不够的，现实本身应当力求趋向思想。"毛泽东同志的《实践论》也深刻揭示了认识与实践的辩证关系。

山东省千佛山医院的人文管理实践，如果说有什么理论支撑或文化依据，我觉得可能离不开三个方面：党的医药卫生行业指导理论，我国传统医学的优秀文化，西方医学的优秀传统。

红色基因代代传

习近平总书记在全国卫生与健康大会上指出："我们党从成立起就把保障人民健康同争取民族独立、人民解放的事业紧紧联系在一起。"

在党的革命、建设、改革的不同历史时期，卫生战线涌现出众多白求恩式的医务楷模。他们对待工作的态度，面对革命的决心，舍己为人的品质，将永远是指引医务工作者前行的明灯。

1941年7月15日，为庆祝中国医科大学第一届学生毕业，毛泽东同志专门题写了"救死扶伤，实行革命的人道主义"。这个题词后来成为无数医务工作者践行"为人民服务"神圣职责的巨大精神动力和思想指引，鼓舞和激励了无数的医务工作者在艰苦的条件下，刻苦钻研业务，悉心照料病人，为人民群众的卫生健康事业贡献积极力量。

这种红色基因，我们永远不能丢。山东省千佛山医院成立于1960年，是一所建国后在共产党领导下的省卫计委属"三甲"医院，历代千医人不忘初心、接力前进，践行党的医疗卫生指导方针，弘扬"敬佑生命、救死扶伤、甘于奉献、大爱无疆"的精神，全心全意为人民服务，特别是在面对重大传染病威胁、抗击重大自然灾害时，千医人与全国的医务工作者一样，临危不惧、义无反顾、勇往直前、舍己救人，赢得了社会赞誉。

在新的历史时期，无论是"创先争优"还是开展"三好一满意"活动，千医总是走在山东省医疗行业前头。特别是在新一轮医院等级管理评审过程中，千佛山医院实现山东省"第一家申请复审，第一家接受复审，第一家通过复审"。"三甲复审"千医在山东省内占据了三个"第一"，这在业界引起了不小的反响。党的"十八大"以来在开展"两学一做"等系列活动中，千医人总是学用结合、知行合一，精神受洗礼、工作上台阶，受到广泛赞誉。

2011年以来，千医的在职员工人数、门诊人数、出院人数、科技立项、培养研究生人数等指标翻一番；年业务收入翻两番；发表SCI论文数量更是增长6倍。一些人告诉我：千医变化太大、太快了！一栋栋大楼拔地而起，先进设备层出不穷，感人事迹频见报端……这一发展现象在业内引起关注，甚至被称为"千医现象"，我总是把这些评价当成是大家对我们的鼓励和鞭策。

千医目前已经实现"成为山东省新的医学高地""省城医疗三分天下有千医"的阶段目标，正在为实现"建设山东最好的临床研究型人文医院"目标而奋斗。

传统文化焕新辉

山东是儒家文化发源地。2013 年 11 月 26 日，习近平总书记到山东曲阜考察，在孔子研究院同有关专家学者代表座谈后表示："中华民族有着源远流长的传统文化，也一定能创造中华文化新的辉煌。"总书记强调说："我这次来曲阜就是要发出一个信息：要大力弘扬中国传统文化。"他将中华民族传统文化进一步讲是儒家文化，视为可以通过现代化创造，焕发强大能量、推动民族复兴的独特"战略资源"。

2014 年 9 月 24 日，习近平主席出席纪念孔子诞辰 2565 周年国际学术研讨会并发表重要讲话，他强调：不忘历史才能开辟未来，善于继承才能善于创新；只有坚持从历史走向未来，从延续民族文化血脉中开拓前进，我们才能做好今天的事业；对于优秀传统文化，我们要做好"创造性转化与创新性发展"。

山东省千佛山医院深入学习这些讲话精神，把握时代脉搏，融合医疗卫生行业规律，进行了传统文化在医疗行业的"创造性转化与创新性发展"，具体表现为确立"建设山东最好的人文医院"的发展目标。

孔子所开创的儒家文化有一个核心理念叫"仁"，而医学在中国历史上曾长期被称为"仁术"，所以历代有"儒医不分"的说法，其精神内核是一致的。

根据一些学者的研究和我个人的看法，"仁学"结构可以分为三部分：亲亲之爱，恻隐之心，忠恕之道。

　　第一是"亲亲之爱"，就是爱自己的亲人，这是儒家仁学结构当中的基础，我认为也是整个儒家伦理的基础。亲亲之爱带有人类本能，也是一种最朴素、最自然的美好情感。我刚到千佛山医院工作时，看到医院发展还有一些困难，千医人的工作环境、职业待遇、社会认可度都不尽人意，我暗下决心：作为千医的领头人、大家长，一定带领大家干出点样来，让千医人在社会上抬起头来。这其实就是一种"亲亲之爱"，因为千医是一家人。后来，我们在人文建设上的一系列做法，其实很多也是源于此：比如我们禁止护士冷冰冰地叫病人多少床、多少号，而是变为亲情式的"大娘大爷""叔叔阿姨"。这看似简单的一个转变，实际上是我们深入思考，把传统文化进行行业融入的有效尝试。这样的转变也让医院颇有"人情味"，消除了患者一入医院的陌生感和紧张感。

　　第二是"恻隐之心"，是指人的不忍之心。孟子说"恻隐之心人皆有之"，这种情感是人与生俱来的，只不过有时候被蒙蔽了，明代的王阳明把它阐发为"良知"。当我们的良知被唤醒的时候，我们就重新找回了这种美好情感。医疗是怎么产生的？它的动力是什么？我认为就是恻隐之心。在原始社会，当一个人病了、受伤了，周围的人自然来帮助他，想办法协助治愈，这就是医疗的产生，所以有人说"医疗源于爱"，实际上就是一种"不忍之心"。我们在人文医院建设中，非常重视传统文化的学习，一方面是因为山东是儒家文化发源地，传统文化有着广泛的群众基础和深厚土壤；另一方面，是因为用传统文化唤醒人的良知，是人文建设的根本之策、长远之计，可以提供源源不断的精神动力。

第三是"忠恕之道"，包含"忠"和"恕"两个内容。忠是什么呢？"中心"，就是做好自己；恕是什么呢？"如心"，就是推己及人。孔子说"吾道一以贯之"，一生的原则没有变化，这个原则是什么呢？《论语》中他的学生替他回答"忠恕而已矣"。《中庸》中也说"忠恕违道不远"。这说明，忠恕之道是中国文化中一个非常核心的观念。

具体到医院，忠恕之道如何落实？我们倡导，每个医务工作者都要加强自身修养、提升职业道德，自己首先要做得端、行得正；另外，要考虑他人，这个包括同事，更包括患者。医务工作的一个本质属性就是"以人为本"，一切围绕人、一切为了人，所以更应该践行忠恕之道。医患关系，说到底是人与人的关系问题，而儒家文化最擅长的就是处理人与人的关系。我们把握、实践好忠恕之道，医患关系就一定能处理好。

"恕道"的朴素理解就是"想自己，也想别人。"千医ICU护理团队开展"假如我是患者"分享会，把这种换位思考的"恕道"引向深入。

在医院这个层面，我认为我们对"恕道"最好的践行就是组织医联体。2017年9月6日，山东卫视《新闻联播》头条播发了题为"医联体之'通'破看病难之'痛'"的新闻，通过千佛山医院帮扶威海市中医院建设内镜科案例，介绍了我院合作医院战略的典型做法。

千医对于医联体，的确做到了"己欲立而立人"。自

2011 年推进合作医院战略以来，我们已经与省内 97 家医院签署全面合作协议，遍布省内 16 个市。对于医联体，我们实行培训"两免一补"，除了技术帮扶之外，作为核心医院，千医注重输出管理和文化，强化合作医院凝聚力，提升合作医院运营水平和服务能力，打造特色鲜明的千医合作医院文化。

在中国历史上，杰出的医生叫"大医"，现在有些医生叫"名医"，我们提出千医人要立志做"儒医"，就是以儒家文化为滋养的现代人文医生。当然，我们不是排斥别的文化，而是以"儒"作为我们的文化底色。

2017 年 1 月 6 日，在中国孔子基金会孔子学堂年会上，山东千佛山医院被授予编号为 1000 的孔子学堂，这是对千佛山医院人文建设的激励，"千堂之堂"也是对"千医气象"增添的又一种气质。

古人说得好："生命学问，道德文章。"医学之所以不是冰冷的技术呈现，就是因为医学是和人打交道的学问，是解决生命难题的学问，是和社会、和家庭、和个体都息息相关的学问，是涉及生理、病理、心理、艺术等多门学科的学问。在这方面，儒家文化有着独特的优势。

为了把医院人文建设推向更广、更深，2017 年 8 月 20 日，中国孔子基金会联合山东省千佛山医院集团成立了孔子学堂医院联盟，96 家合作医院获得孔子学堂授牌，形成了更大的医院人文建设平台，我被聘为孔子学堂医院联盟首任理事长。我们的"儒医"建设之路迈向新的征程。

文明互鉴纳百川

2014年3月27日，习近平主席在联合国教科文组织总部发表的重要演讲中提出了"文明交流互鉴，是推动人类文明进步和世界和平发展的重要动力"的重要论断。我们不管做什么事，包括从事医务工作，自然都要汲取古今中外的全人类成果。

现在，中国大部分医院是中西医结合医院，西医所占的分量还大一些。所以，我们不能轻视西方医学中包含的大量人文传统，有一些是值得我们学习借鉴的。

"无论至于何处，遇男或女，贵人及奴婢，我之唯一目的，为病家谋幸福。"这是希波克拉底誓言的一部分。希波克拉底是公元前5~4世纪著名的希腊医生，希波克拉底被西方尊为"医学之父"。这一誓言很可能在希波克拉底之前已经在医生中代代相传，以口头的形式存在，希波克拉底也许是第一个把这一誓言用文学记录了下来的人。这一誓言中有封建行会及迷信的色彩，但其基本精神被视为医生行为规范，沿用了2000多年。直到今日，在很多国家很多医生就业时还必须按此誓言宣誓。我们可以感受到，古希腊的医学人文精神与中国的医学人文精神本质上是相通的。

西方医学中，有一种严谨、专业、一丝不苟的职业精神是医疗行业所必需的。衡量医疗水平的一个基础指标就是疗效，而这需要一种为真理负责的科学精神。这本身就是西方医学的人文传统。

西方医学受宗教精神的影响很大，所以"奉献""博爱""崇高""圣洁"等伦理深入人心。例如，现代医学对于护理的重视程度高，对于护理的职业精神更多地来自于西方。南丁格尔是近代护理事业的创始人和护理教育的奠基人。由于南丁格尔的努力，让昔日地位低微的护士的社会地位与形象都大为提高，成为崇高的象征，"南丁格尔"也成为护士精神的代名词。

"三分治疗，七分护理"道出了护理工作在治疗疾病中的重要性。随着医疗技术的发展，病人不仅需要高超的医术、舒适的环境，更需要的是被理解、被关心、被尊重、被爱护……护理对象首先是"人"，其次才是"病"。因此，护理工作要以人为本，为病人提供最温馨的人性化服务。

千佛山医院的人文护理团队已经成为人文医院建设的一个亮点，其经验已总结成了《人文护理——礼仪与规范》一书。护士们在无数个日夜交替里感受着生命的脆弱，每天都做着平凡而重复的护理工作，大到抢救，小到整理病床，甚至一句简单热情的问候"爷爷，您昨晚睡得怎样？""阿姨，吃早饭了没有？"，都拉近了医患之间的距离。

"有时去治愈，常常去帮助，总是去安慰。"美国结核病专家特鲁多医生的这句墓志铭流传很广，同样是西方医学人文给我们的精神滋养。

知行合一从头越

时代是思想之母，实践是理论之源。中国先哲说："耳闻之不如目见之，目见之不如足践之。"管理学大师德鲁克也说："管理是一种实践。"我本人也是一个"实践派"。

如果说千医的人文管理做得好一些，那关键是落实得好一些。比如，医院员工为患者腾车位、床位这件事，许多医院多年解决不了，在千医也是一个老大难问题，我们一经决策，一声令下，一夜之间就解决了！没有这种行动力，再好的人文理念也落不了地。

说起我对人文精神的一点启蒙，还跟童年的一些经历有关。我在农村长大，那时候人们之间的关系非常质朴、温暖。乡里乡亲，甚至是陌生人，到家里讨口水喝，都是热情迎接，非常亲切自然。到千医工作后，我提出把一些患者等待的地方装上饮水机，提供免费饮用水和一次性纸杯。我觉得有人到医院来，喝杯水是人之常情。事实上，正是这样的一幕幕细节最终构成了人文医院的大场景。

记得小时候，每逢过年，常有一些乞丐上门乞讨。这时候，父亲总是热情地把人让进屋，端上家人吃的饭菜让他们吃，有时甚至与我们一家人坐在一桌吃饭。我不解，父亲说，过年了，不论谁到家里来，都是一家人，都要吃个团圆饭。这些往事一直影响着我。现在，每年的除夕，我们都要给住院患者和家属送上热气腾腾的水饺，我也亲自到病房与大家过年。这样一件小事，不知道感动了多少患者！

人文医院建设需要人人参与，也需要从我做起。所以，我们不光号召做"人文医师""人文护士"，还提出了"人文技师""人文保安""人文电梯""人文维修"，还有"人文患者"。这一切都在点滴之间。

今年7月份，一个网名叫"追风的老杨"的网友在其微信上发表了一篇《我去千佛山医院看病》的文章，在网络上引起很大反响。文中讲述，"老杨"在千医打点滴时身旁坐着一位衣着褴褛的患者，这位患者因为疾病，智力也受到了影响。医院的两位保安拿了一个包子让他吃，一边又热心地倒了一杯温水……"我在其他医院很少看到有保安能有这样的态度……""我觉得千佛山医院是最有人情味的医院。"这就是"老杨"——一个普通就诊患者对我们保安的评价！

社会各界对我们的做法纷纷"点赞"。今年3月29日，山东省十二届人大常委会第二十七次会议期间，我应邀到会做"健康山东"专题报告。报告中我说，医务工作者要有一种"范儿"，这种"范儿"应该包含"坚实的专业能力""较高的人文素养""较强的责任担当"。9月13日，我在全国医学人文大会上发言，介绍千医人文医院建设经验，提出立志做时代的"儒医"！这种鲜明提法，立即引起一些与会者的共鸣！

作为医务战线上的一名老兵，多年来我做了我应该做的一些事情，得到了上级、同仁、患者和社会各界的帮助与肯定，我想由衷地跟他们说一声"谢谢"！本书是山东省千佛山医院现任领导班子成员、各个管理部门和部分业务科室对于人文管理的理解和做法，是给读者的汇报，希望得到大家的指正！

山东省千佛山医院院长、党委书记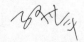

|目 录|

人文关怀也是治疗的手段

文 | 蒋仲敏

人文建设是新形势下对医院工作提出的全面的要求。在有过硬的业务水平的基础上，人文是我们工作的催化剂及润滑剂。医院部门之间、上下级之间、行政临床之间、科室之间、医患之间，均应提倡人文。医院是知识高度融合、专业高度细化、人才高学历化之处，更重要的是人们健康相托之地，人与人之间的沟通、相互尊重尤为重要。医生及医院工作人员应该是这样一群人：举止大方、衣冠整洁、行为端正、言谈儒雅……

我从高中毕业后开始学医，三年后参加高考，是 1977 年第一批大学生。毕业后来到千医工作，从医 40 年，对于人文医院有很多感悟，在此与大家分享。

| 医生要有医生的姿态

我当时学医的时候，老师就告诉我们，做医生无论你有多好的技术和能力，首先要学会尊重人。医生要有一个良好的姿态、态度：无论患者是什么职业、身份，与人交流要双目相视，认真聆听，这是对病人最基本的尊重。语言要恰当，不卑不亢，言谈举止要彬彬有礼，大大方方；穿衣得当，衣冠整齐。这是做一名合格的医生所必备的，更是一种人文的体现。

| 人文教育从学校开始

如今，我负责千医的教学工作，有机会将这些优秀传统发扬光大。医学不同于其他科学，它的研究对象是人，医生是病患性命相托的职业，医学是人学，也是"仁学"。人文素质是一种基础性的素养，应该从学校阶段就开始培养。这就要求我们的每一名教师不光要教给学生专业知识，也要培养学生的沟通能力和作为医者的姿态，成为学生人文精神的引导者。教师首先要有普遍的人文关怀精神，在管理制度上也要体现出人文，对家庭困难的学生进行帮助，让学生体验到什么是爱、关怀、理解和责任。

| 语言也是治病的法宝

作为一家医院，技术水平肯定是首要的，必须要有一技之长，没有技术再好的人文也无济于事。但同时，人又是一个极其复杂的物种，是具有灵魂尊严和生命依恋的活生生的个体……因此，技术与人文可谓医院的双翼，缺一不可。

医生治疗最好的三大法宝：语言、药物、手术刀。语言其实就是沟通，在沟通的过程中体现出人文关怀。药物和手术刀是体现技术的。首先，医生的语言要过关，有些病人语言表达能力不是那么清楚，那么医生的语言能力、沟通能力就更为重要，甚至要读出患者的"潜台词"，才能透彻地了解患者的病症。还有些患者有心理疾患，医生需要帮助其敞开心扉，了解他们内心深处的疾苦，如果医生没有很好的把控能力，没有好的沟通，就很可能会产生误诊。恰当的口头语言、肢体语言、形象语言，也可以带给患者信任感。从这个意义上，语言沟通、人文关怀，都是治疗的手段，比如对很多病人可使用"暗示"疗法，也能够治好病。我们也正是从这些方面进行了很多尝试和努力。

| 因人施治，个性化治疗

在临床上，倡导因人施治、个性化治疗，也是一种人文的体现。有时在理论上是完美的治疗方案，如果综合评估病人的身体状况、家庭经济情况、年龄因素、心理承受能力等因素，则不一定是最佳的方案。比如说，90多岁的老人，新陈代谢慢，肿瘤生长也慢，那就不一定要大刀阔斧地治疗，怎么样让肿瘤生长得慢，让老人舒舒服服地度过余生才应该是思考的重点。我们欣喜地看到，在医生的引导下，现在很多患者已经开始慢慢接受这种理念了。

▎ 科研中的人文关怀

人文管理应该从全方位去讲。不论是从医院医疗上还是内部管理上，都需要人文。

我还负责千医的科研工作。在科研申报中，要求我们的科研人员不仅要满足科研项目的设计合理规范，还要符合生命伦理的要求。另外，科研试验很多时候都是和病人打交道，也要体现人文。对那些没有批准的项目科研者我们也主动进行人文性的辅导，不仅指出问题，还要进行分析失败的原因。要把人文的关怀贯彻到方方面面。

▎ 呼唤人文患者

在教学中，人文教育理念是一项重要内容。要倡导正确的人生观、行医观，从教育阶段就打掉学生"崇拜金钱"或"技术压倒一切"的不正确认识，摒弃急功近利、单纯就技术而技术的思想，倡导医学科研工作者遵守自然科学，遵守人文的精神。

医学的进步，不只是一个行业的责任，更需要全社会共同的努力。医生和患者是一个利益共同体，只有当医生和患者互相信任、换位思考，一起努力，医生对患者的治疗才能产生最佳效果。讲人文，不应该单纯要求医院、医生，而应该在一种对等的前提下。所以说，我们呼唤人文医生、人文医院的同时，是不是也应该同时呼唤人文患者，人文社会？

做人文医院的引领者

文 ｜ 张永征

在倡导和谐社会的时代背景下，人性化服务理念早已深入人心。医疗，自古就是最富有人性色彩的行业，患者来就医时，正处于生命中最脆弱无助的时刻，最渴求的就是他人的温暖与关怀……

｜ 将人文传统发扬光大

千医的人文是有传统的。十几年前，骨关节科的张明医生，在门诊为一位农村老大娘查体时，单膝跪地给老人家脱掉鞋袜，查完体又帮老人家穿上鞋袜。老人家感动至极，连声道谢，说我儿子都没这么做过……正是这样的付出赢得了患者的信赖和科室的发展。骨关节科从最初的六张床位，发展到现在的两个病区，近一百张床位。

自 2016 年医院倡导建设人文医院以来，在千医全体工作人员的共同努力下，人文的星星之火渐渐传遍整个医院。人文关怀也不再是先进的个例，而是时时处处发生在千医的每一个角落。

| 身心痊愈 对每个患者的承诺

患者来到我们千医，能够明显感觉到服务态度好，能感受到在别的医院感受不到的温馨和不一样的感受。我们改变了"医院对患者只管治病"的观念，取而代之的是，医生首先看到的是"人"，其次才是"病"的思维模式。人越在弱势的时候，越希望得到别人的尊重。其实人与人的沟通很简单。患者，首先是一个完整的人，和蔼的面容、关注的眼神，就能让他的心情变得放松、舒畅和愉快，同时也能在极短的时间内赢得患者的信任和尊重。"身心痊愈"，正是山东省千佛山医院对所有患者的承诺。

在门诊诊室，千医较早改变了"一人诊治，多人围观"的暴露式就医方式。现在，千医所有科室都是一个诊室一个患者，保护患者的隐私。这是对患者个人最起码的尊重。

再比如说做腹部 CT 影像检查，我们会为患者带上铅帽子和铅围裙，保护患者的头部和生殖器官，等等。还有很多，不再一一列举。

人文医院建设没有终点，接下来还有很多需要我们完成的工作，服务会越来越细化。比如，为了满足特殊患者需要，可以尝试给糖尿病患者提供无糖化等个性化的饮食……

▎ 打造人文收费窗口

收费窗口，服务态度好不好？说话的语气、眼神，甚至是一个动作，都成为患者了解医院的一个窗口。有时候患者或家属来得比较急，比如忘带医保卡，手续带得不全，我们本着人文的精神，给患者解决问题的态度，让患者少跑腿。就诊者可以凭身份证先办理自费入院，次日手续齐全时，再变更关系。

去年，千医还申请作为省医保诊间结算试点单位，解决了省医保患者无法在自助设备上完成交费的难题，而这部分患者大部分都是老年人，每次结算能够为他们节省半小时至一小时的排队缴费时间，得到了他们的一致好评。

▎ 精细化绩效管理

有人说："没有 HAPPY 的员工，就没有 HAPPY 的患者。"人文精神也体现在千医绩效考核管理中，所谓人文绩效，即多劳多得、优劳优得。以"工作岗位 + 技术含量 + 风险程度 +

服务数量"取代过去单纯以工作量考核的方式，并建立"医疗质量＋工作效率""效益＋患者满意度"的综合考核体系的绩效评价机制，让医生在绩效中能充分体现出其技术价值和服务质量。这是尊重知识、尊重人才、尊重劳动和尊重创造的一种价值体现。

| 人文爱心传递

在管理层面，我们在服务各科室的过程中，也始终贯彻这种以人为本的管理理念，让员工工作更愉快一点，生活更充实方便一点。比如我们已把食堂建立在了手术室，让医护人员任何时间做完手术，都可以吃到热腾腾的饭菜。

每个员工都有自己的想法，都有他们所理解的真善美，让每个员工把真实意见想法充分表达出来，医院从中吸取所有的精华，从而完善我们的管理。只有一线员工认可我们的人文服务理念，才能一级带一级、一级传一级，把人文关怀从医院传递到各科室，传递到每个员工，这样每一个医务工作者才能自发地、发自内心地、充满正能量地服务好患者。

| 引领人文医院潮流

人文自古就有，只是现代医学高速发展，在一味追求技术的过程中，人们渐渐把医学当作一个纯自然科学，而纯自然观念很容易导向机械唯物论，由此一来，人文精神就被人们慢慢地淡忘了。

为什么现在医学这么发达、技术这么高超，患者还觉得不满意？归根结底就是人文的缺失。现今从大学教育到医院管理，都不同程度存在人文的缺失。只有高精尖的技术是远远不够的，随着社会进步、经济发展，重拾人文变得更有必要。同时，人文也不能与医学技术割裂开来，一个人文医院首先是有大批的医疗技术精英，同时又有人文精神滋养，两者结合才能称得上是人文医院，而不能单纯是为了人文而人文。

人文医院不可能一蹴而就，需要长期的建设、沉淀。服务是无止境的。山东省千佛山医院作为一家省级三甲综合医院，在一定程度上代表着山东省最前沿的医疗技术水平，在人文建设上更是要一马当先。目前，千医已与90多家地方医院建立合作关系，覆盖全省16个地级市。千医的技术、人文、管理，都会传递给这些合作医院，同时通过这些医院，在更大的范围内传递到社会，从而在全社会形成一种引领，对和谐社会的建设做出我们的一份贡献。

让医院人文落地

文 | 徐 民

习近平总书记 2013 年 11 月 26 日在山东考察时指出："一个国家、一个民族的强盛，总是以文化兴盛为支撑的，中华民族伟大复兴需要以中华文化发展繁荣为条件。"

当前，医疗卫生事业发展迅速，人们在共享高新医疗技术成果的同时，忽视医学人文建设的现状却备受众议，医学人文的缺失已成为制约医疗事业发展的障碍。重拾医学人文，让医学回归人文、让人文温暖医学，逐渐成为行业乃至社会共识。

2016 年以来，我院以"做山东最好的人文医院"为目标，以人文建设为统领，大力推进以人为本的服务理念，强化知行合一，让人文落地。医院人文建设走在山东前列，被中国医师协会授予"人文医院"的荣誉称号。

┃ 理念先行

让医院人文落地，观念转变需先行。观念决定思路，思路决定出路。思想观念是人们行动的先导，也是事业成败的关键。当前，蕴涵在医疗服务过程中的人文关怀悄悄远去的现象，引起患者和社会不满；加强医学人文建设，是解决当前医患关系紧张的首选良药。为此，医院明确了"做山东最好的人文医院"的奋斗目标，并将这项工作列为一把手工程，主要负责同志及班子成员率先垂范、广泛宣讲、全力督导；职能部门立足岗位、系统部署、积极推进，大力营造重人文、讲人文、践行人文的浓厚氛围。目前，医院人文建设深入人心，已在员工心中落地生根，为创建人文医院奠定了基础。

┃ 搭建载体

让医院人文落地，不只是讲在嘴上、写在纸上，更重要是落到行动上。人文建设要做到工作抓实、任务落地，必须找准和依托各种活动载体，并以此作为推动人文建设的抓手。医院开展人文建设以来，以提升医院文化理念为载体，不断完善医院文化体系；以全方位培训学习为载体，着力提升员工的综合素质；以评选人文先进人物及团队为载体，激发员工人文建设的动力；以举办合作医院人文论坛为载体，努力传播医院人文建设理念；以加入"孔子学堂"为载体，大力传承中华优秀传统文化。目前，医院人文活动的开展蔚然成风。

制度匹配

让医院人文落地，完善的制度设计至关重要。理念保障制度获得认同与支持，制度则保障理念传播与落地。基于人文理念的制度匹配，则能保证医院人文建设有的放矢。

一方面，医院通过职工私家车"禁停令"、门诊流程改造、医护人员行为语言规范等等，让患者就诊更加便利，以温馨独特的品牌形象拉近医患距离；另一方面，通过院领导接访制度、科室联系制度、行政负责人上午九点之前下科室等等，将办公关口前移，关注临床科室发展动态，及时解决制约临床发展的各种问题；同时，将培训作为医院"第一福利"，关爱员工成长，通过优青培养对象选拔让更多的年轻人尽快成才，绩效分配制度向高风险、关键岗位、优秀人才、临床一线倾斜，体现公平，在职务晋升等方面也给合同制员工更多平等竞争的机会。

拿破仑说：世间有两种武器，精神和剑；从长远来看，精神必将打败利剑！

给患者好医生、好技术是最好的人文

文｜任 勇

人文就是以人为本、尊重患者。千医的影壁墙上镌刻着医院的服务理念：尊重患者，敬畏生命，用心做事，精益求精。这句话高度概括了千医的人文理念。

｜ 敬畏生命，用心做事

千医的服务理念是"尊重患者，敬畏生命"。在临床上，有一些手术是可做可不做的，遇到这种情况做不做？做的话医生是有风险的。我们的医生在关键时候，敢于担当，将自己置身度外，勇于为了患者冒风险，使患者利益最大化。

医院是和患者的生命、健康、家庭幸福紧密相关的。生命对于每个人来说只有一次，所以我们要敬畏患者，因为他们把生命都交给我们。给患者治好病就是最好的人文体现！

┃ 培训是千医给员工的第一福利

我们说"给患者治好病就是最好的人文体现"，能治好病首先需要高质量的医疗水平。怎样提高全院技术水平？我觉得，第一要严格规范医疗行为；第二，学习培训。

培训是千医给员工的第一福利，给医护人员提供平台，同时不断提高他们的自身素质，让他们快速成长。2016 年山东省卫计委举办的全省医疗技能大赛中，六个单项的第一名全部是千医的医生，这些都源于日常点点滴滴的培训。人文不仅仅是体现在患者身上，也同样应该指向员工。

给患者好医生、好技术，这才是人文最好的体现！

┃ 把每一个流程做成精品

对于医疗流程来说，就是如何按照患者的需求，站在患者的角度，从患者的感受出发，打造、改造我们的医疗流程。如何让患者接受最简单、最便捷的就医流程，这是我们做的很重要的一件事。

医院的门从某种程度上可以说是患者的生命之门。千医门诊楼的大门改了很多次，每一次改变都是为了满足以患者为中心的服务流程。前几年，我们给门诊大门增加了一个缓冲区，使患者在冬季和夏季进入后更好地适应楼内的温度。

急诊科是一个医院生与死较量最激烈的战场,直接关系患者的生死安危。如今,急诊的门为急诊患者又做了改变:极危重的患者从大门进来,不需要之前繁琐的步骤、通道、标识,就可以在第一时间进入抢救室。现在的导医台设置在门口,是冬天最冷、条件最艰苦的地方,但这是患者需要的,一旦值班护士发现胸痛、脑卒中、复合型外伤及其他危重患者,马上指挥进入抢救室,为重患开辟了一条生命的绿色通道。同样,进入抢救室,我们也有着完善的抢救流程,不浪费每一刻珍贵的黄金急救时间,使患者得到最快速的救治。比如,医院专门配备特殊急救床,患者躺上去即可直接测出患者体重,在第一时间根据患者的身高、体重用药。

所有的这些就医流程,我们都在不断的进行改造。在门诊上还有很多的例子,比如夏天患者可能会来得早一些,我们的很多医生会早上班、早看病。其他,像信息化的问题、挂号的问题、收费的问题……所有的科室都围绕着这个理念:以人为本,打造服务,打造流程!

让车位!让床位!

医院一床难求和就诊停车难已经成为"看病难"的一部分,所引发的诸如患者不满、急救车进出院困难等问题,已成为各大医院共同面临的难题。

院长一声令下，千医全院员工共同努力为患者让出 200 多张病床和 600 个车位!

将办公楼改成病房楼，医生办公室全部取消，行政人员搬进临时办公楼，同时，部分主任办公室与普通医师办公室合并，只为给患者腾出更多的空间。做出决策后的第二天，就为患者腾出了 200 多张病床。

千佛山医院还实行了一个新规定，院内现有 600 个车位全部提供给患者使用，职工私家车一律不得停放到医院院内，就连院长也无停车特权，成为山东省首家用限制职工停车的方式缓解停车难问题的医院。同时，建设全自动仓储式智能停车场，这是全省城医院中最大的停车场。

规定实行后，千医患者停车难的问题已基本得到解决。在千佛山医院就诊的患者持看病的凭证就可免交停车费。另外，还预留出 10 多个急诊停车车位，方便科室医生急诊时停车。

┃ 不断升级服务质量

ICU 病房，这里所有患者的医疗和生活护理都是由我们的护士 24 小时全权负责。怎么做，才能让患者和家属满意? ICU 科室开展了"假如我是一名 ICU 患者"的情景模拟，让每一位护士切实体验到患者的各项需求。

在千医，我们对待患者不只是看病这么简单，患者是被当成一个整体看待的，他们是护士口中的叔叔阿姨爷爷奶奶，是医生微笑面对的家人和朋友……

虽然做人文医院我们取得了一些成绩，但还远远不够，比如我们的流程还不够完善，因为医疗大楼楼梯的问题，楼内暂时无法安装扶梯，等等，都有待我们今后去解决、完善。

另外，需要建立一些标准和准则，让人文有规划、有依据，在标准之上再进一步做得更好。20年前，海尔去客户家修理家电，带鞋套，修理完把地上收拾得干干净净，人们都觉得很感动、很温暖。但是现在呢，随着服务的不断升级，大家都觉得这是应该的。也就是说，服务要不断地提升，对我们医护人员来说更是如此。

做山东最好的人文护理团队

文 | 许翠萍

医为仁人之术，必具仁人之心。技术与人文是医学的两翼，缺一不可。没有技术，医学没有躯干；没有人文，医学没有灵魂。人文理念作为传统文化的精髓，在医疗行业中发挥着举足轻重的作用，2016 年孙洪军院长倡导"做山东最好的人文医院"，我们以此为契机，着手打造山东最好的人文护理团队。

| "七个一"构建人文软环境

护理部召开全院人文护理建设动员大会，统一思想，凝聚共识，着力培育护理人员的人文关怀素养，积极构建人文护理软环境，在全院开展了"七个一"活动，包括：阅读一本人文教育好书籍，进行一次人文护理大讨论，开展一系列人文护理培训，组织一场人文护理演讲比赛，编写一套人文护理丛书，争做一名人文护理好护士，打造一支人文护理好团队。全院护士积极响应，人文护理建设如火如荼。各护理单元共购置并分享人文教育书籍 715 本，书写读书报告 1013 份，开展护理人文大讨论 152 次，邀请临床专家及院校教授举办了《人文护理规范化建设探索与实践》《医务人员的职业形象与人文素养》《护患沟通与职业礼仪》等系列讲座，编写并由人民卫生出版社出版《人文护理——礼仪与规范》《人文护理教育实践》丛书，评选并表彰了 50 名人文护士，16 个人文护理团队。

┃ "五多十点" 打造优护升级版

千医人文理念源远流长，为患者提供优质护理服务一直是我院的优良传统。2007 年我们在全省率先开展优质护理服务，2010 年成为首批全国优质护理服务示范医院。全心全意的服务赢得了患者及家属的一致认可。2012 年在国家卫生部组织的出院患者护理满意度调查中，我院总体满意度达到 94.38%，其中三项满意度排名全国第一。现在，我们将人文护理与优质护理服务相结合，"五多十点" 打造优质护理服务的升级版：入院患者多关心，住院患者多观察，健康教育多讲解，家属陪人多沟通，出院患者多指导；微笑多一点，仪表靓一点，脚步轻一点，嗓门低一点，语言美一点，脑筋活一点，度量大一点，办事勤一点，效率高一点，让患者更放心一点。倡导护士创新发明，为患者提供优质服务。

我们的护士真正地做到了将人文关怀融入每一次细致入微的日常服务中：在心电图机旁准备保温杯，用温水浸泡棉球，保证在寒冷季节每个棉球都带着温度与患者皮肤接触。新生儿监护室为早产儿建立护理日记，记录患儿成长点滴，为家庭保存这一段真实的生命体验。还有很多的小创意，比如病区中夜间巡视"暖心灯"、手术患者"过床易"、PICC"换药服"、集成数据"充电架"、便民服务"百宝箱"、儿科专用"溶药包"、滴空报警"输液宝"等，这些创新发明的运用，融入了千医护理人的爱心、细心，体现了千医护理的人文服务理念和精神。

| 关爱护士提升团队凝聚力

在医院里，患者接触最多、关系最密切的就是护士。没有被关怀的护士，就没有被关怀的患者。我院采取激励机制，充分调动临床护士工作的积极性。2009年我们率先推行护理绩效管理，实现同工同酬，按照多劳多得、优劳优得的原则，绩效向工作强度大、技术要求高的科室倾斜。积极开展行业先进评选，在临床一线树立榜样力量，激发护士的工作热情。

关心护士成长，提供多元化、层级护士职业成长路径，促进护士的职业发展。对工作3年内的年轻护士实行规范化培训，高年资护士发挥传帮带的作用，促进年轻护士快速成长。对重点及特殊科室进行专业化培训，选派护理骨干参加国家及省级专科护士培训，邀请国内外专家来院授课，引进先进的护理理念，扩展全院护士的专业视野。近年来，千医共选派150余名护士分别到全国各地（含港澳台）、美国、英国、德国、日本、新加坡著名医院进行学术交流和专科培训。通过规范、高质的培训，帮助护士适应不同阶段的职业发展需求，推动护士攀登职业发展新台阶。

关心护士心理健康，增强护士工作归属感，病区建立心灵驿站，利用微信、QQ群、同事支持小组等平台，倾听护士心声，解决护士困惑难题。创新科务会形式，进行沟通难点案例分享、感动服务经验交流，借助集体智慧，提高年轻护士分析解决问题的能力。病区集体为护士庆祝生日，业余时间组织户外活动。通过多种途径，让护士心身愉快地投入工作之中，增强护理团队凝聚力。

▎人文建设赢美誉

千医人文建设成效显著，提升了门诊量、住院患者量、手术量，提高了医院口碑、声誉和社会影响力。患者来医院看病都有这样的感触："护士从不直接用床号叫我们，都是喊叔叔、爷爷，来千医看病就像回到家的感觉"，"千佛山医院的护士们可好了，细心，周到，待俺跟亲人一样。"护士们的付出得到了医院和患者的肯定，干劲儿十足，护患关系也更加和谐。自开展人文护理以来，我院推行人文护理服务举措 220 项，收到书面表扬信 378 封，锦旗 303 面，患者满意度高达 98.57%。2016 年 11 月，我们举办了"山东省人文护理与护理管理论坛"，近 600 名全国各地的护理专家及骨干参加了此次会议。近 400 名护理同仁来我院人文护理典型病房参观学习，对我院人文护理建设给予了高度的评价。

人文护理在路上

在取得的成绩面前，我们自豪但不骄傲，自信但不止步。我们不仅将在实践中继续全心全意为患者们服务，争取在人文护理理论方面有所突破。还在整理人文护理的相关数据，希望将我们的人文护理实践提炼升华，形成理论。同时，我们也着手准备出版著作，传播我们的理念和经验，更好地为患者服务。

未来，一定是技术与人文相辅相成、共同发展的时代。我们将继续从技术和人文两个方面来提升综合服务能力，一方面不断提高自身的理论水平和专业技能，以精湛娴熟的技术为患者"治好病"；另一方面，不断修炼对患者的人文关怀能力，以爱心、细心、耐心、仁爱之心为患者"服好务"。人文护理，我们将坚持不懈地为之努力。

人文医院建设
在构建和谐医患关系方面的作用

文 | 许冬梅

近几年，由于多方面因素导致医患关系紧张，暴力伤医事件不断发生，严重影响了社会秩序的稳定，影响了从医者冒险抢救患者的积极性，导致优秀学子报考医学专业的积极性不高，最终影响医疗事业的发展。

分析医患关系紧张的局面，除了医疗资源严重匮乏、公立医院公益性缺失、解决医疗纠纷法律不健全、不良媒体歪曲事实的报道之外，由于医疗资源分配不合理，患者不管疾病的难易程度都往大医院挤，造成大医院人满为患、超负荷运转，医生没有足够的时间和患者沟通，造成患者的疑虑及不满，是医疗纠纷发生的主要隐患。

鉴于上述情况的存在，医院领导班子及时提出了"做山东最好的人文医院"策略，从管理层到临床各个科室、从后勤保障到服务窗口，都以患者为中心，从就诊的环境到诊疗各个环节的链接，都提供细致周到的服务，让病人有舒适的就医体验，显著减少了患者投诉及纠纷的发生率。

作为从事临床一线工作33年的临床医师，我深刻地体会到：在诊疗过程中要想让患者满意，精湛的医疗技术和细心的人文关怀是缺一不可的。比如，有时外科医师忙了5~6个小时完成了一项高难度且成功的手术，刚刚回到办公室还没有喝上一口水，患者家属就要咨询术后的注意事项及康复计划，手术医师在极度疲劳状态下一个不耐烦的表情或敷衍的解释，就可能让家属不满意。如何避免这种情况？需要我们术前认真细致的知情告知，其内容包括病人所患的疾病情况，解释治疗方案的具体细节及可能出现的并发症，有无替代方案，效果比较，同时要让患方知晓资金方面的支出情况。设身处地为患者着想，让患者体会到医师和他们的家属一样最希望他康复，即便是治疗效果不尽人意，患者及家属也会体谅，达到医患双方的相互理解。因此，人文关怀体现在方方面面，只要是站在患者的角度思考问题，怀着感恩的心去工作，感恩患者给你积累临床经验的机会，感恩家属对你的信任，用心去诊治患者，医患之间不再敌视，而是朋友的关系，暴力伤医事件就不会发生。

作为管理者，我们不但要患者满意，更要关爱职工的身心健康。人文医院建设不是口号，更不是一阵风的运动。我院在职工医德医风的修养、医疗技术的提高、自身价值的体现等方面都有制度的保障，使职工能自觉、自愿、自律地遵守医院的法律法规，都有院荣我荣、院衰我耻、爱院如家的精神。给职工提供高质量的培训课程、提供带薪外出进修的机会，让他们有体面的物质生活保障，有较高的社会地位，能够全身心地投入到临床、科研、教学工作中。在人文医院的环境下工作，没有医患纠纷的缠绕，没有患者投诉的烦恼，面对患者永远是有信心、有耐心、有仁慈心。

医学研究中心人文建设经验谈

文 | 常晓天

诺贝尔为减轻挖土工人的辛苦，而发明炸药；弗莱明为减轻病人的感染痛苦，而发明了青霉素。人类历史上很多伟大的科研发明，都是科学家们在造福人类、造福社会的愿望驱动下而产生的。医学发展必须是由科研推动的，因此科研实力对于医学及医院都至关重要。医院打造人文医院的追求和医学研究的本质使命高度吻合。

| 医院科研管理方面

院长奖励基金的运用

设立院长奖励科研基金，实现雪中送炭和锦上添花两大目标。

雪中送炭：对青年医生支持，实行雪中送炭，支持科研项目。针对新到院的博士人才，考虑其科研资源较少，而年轻人又代表着科研的未来，他们在博士阶段大都经过了很好的科研训练，如果来医院工作之后，没有项目可做，科研技能就会退化。所以，从2013年开始，专门设立了这个基金，对博士人才进行了支持。

锦上添花：医生拿到了科研项目，按照惯例，医院会针对性地进行资金匹配。但是因为医院工作的特殊性，医生都会很忙，有些人拿下来，没来得及做，医院便对这新上课题进行部分资金匹配，等拿到成果再匹配其余部分，将对科研项目立项匹配部分资金改为对项目结果进行匹配，让好钢用在刀刃上，这么做在一定程度上实现了对优秀科研项目"锦上添花"。这样不但扶持起一批大项目，并能一同培养出能做这些大项目的人才。

将讲座送上门

国家自然基金代表着国家最高的研究方向和研究水平，我们以国家自然基金申报为龙头，脚踏实地开展科研训练。很多医生受制于学习临床的时候自然科学训练不足，不会把临床的问题和科研联系在一起。从2016年开始，医院对医生的申报培训，从大会辅导改为小班辅导，设置一对二或者一对三的辅导，临近申报的时候，更是开展一对一辅导，让其具体掌握这些技能，切实提高申报成功率。

医院连续多年针对我院医生，开展国家自然基金申报写作讲座，有针对性地开展了大小班辅导，一对一辅导。2017年我们已经拿到了 15 项科研项目，再创新高，这与辅导制度的支持密不可分。

合理进行硕博学生分配规划

由于每年都存在硕、博学生少老师多的问题，我们开展了硕士生、博士生合理分配规划工作。具体来讲，我们尝试博士生导师轮流带，硕士生导师新晋老师优先带，长期没带学生的导师优先带，科研成果丰硕的导师优先带的原则。这样做兼顾了学术能力和学科的发展，以及后续力量发展，力求做到公平和公正，减少争执和矛盾。

重点转向临床科研和转化医学

针对医院的特点和丰富的临床资源，我们将工作重心定位在临床科研上，而不是基础医学，鼓励循证医学和转化医学层面的科研。这样做，真正让科研成果为临床服务，以支持医院的临床研究型医院的发展定位。

｜ 医学研究中心方面

医学研究中心作为医院的科研平台，承担着提升医院科研实力、保障医院临床研究型医院建设的重要使命。近年来，中心积极响应"做山东最好的人文医院"的倡导，在文化建设方面做出了一些探索，努力将医学人文精神贯穿到中心工作的各个方面：

目前我院有1个省重点实验室，13个省卫生系统重点实验室，还有9个泰山学者实验室，科研品牌都落户在我中心。尤其是省重点实验室——风湿免疫病及转化医学重点实验室，让我院在风湿免疫病的研究行列以及其他相关科研领域走在了全省前列。

中心在这些实验室人文管理层面，全面落实以人为本的理念，一切以学生及科研人员的便利为出发点，实施了一系列政策：

一是24小时方便学生，24小时支持临床。实验室实行24小时开放，无等待入室，方便及支持科研人员前来工作。虽然24小时开放会带来一系列管理上的难点，但是中心努力克服各种不便，全心全意为科研人员的科研便利创造各种必备条件，同时严格执行各项试验品管理制度，确保试验安全。

二是实行第二导师制度。将实验室与科研对接，实行临床检测24小时值班制度，每个试验平台由专人负责。

作为我院的科研平台，医学研究中心的工作，并不只是冷冰冰的仪器以及严谨的数据，更是以人为本的神圣事业。

多年来，中心不断提升自身工作思路和工作方法，努力为科研人才和科研工作创造便利，提供更优质的服务，为千医人文医学这颗大树的蓬勃生长，增添上属于科研领域的青枝绿叶！

培养医护人员的人文意识
是医院管理的核心

文 | 王文奇

中医传统强调医生的医道是"治人"，而不仅仅是"治病"。《黄帝内经》指出："天复地载，万物悉备，莫贵于人。"孙思邈也认为"二仪之内，阴阳之中，唯人最贵"，"唯用心精微者，始可与言与兹矣。"这些宝贵的思想都说明世界万事万物中，人的生命最为宝贵。

医学人文精神的重建与回归

21 世纪以来，随着现代科学技术的日新月异，医学也取得了前所未有的飞速发展，医疗技术正在发生着根本性的改变。但同时，医学也开始脱离人文。

医生过度依赖技术和药物，依赖实验室的检查结果，而忽视倾听病人的讲述，感受病人的内心，与病人的距离越来越远。

随着临床医学越来越细化，形成"一科医生治疗一个器官"的现状，对患者重治疗，轻人文关怀，损害了医务工作者的整体形象，导致医患纠纷层出不穷。

解决这些问题的核心在于医学人文精神的重建与回归。从国家的层面，现在已经认识到了人文医院建设的重要性和必要性。可以看到，这几年，关于人文医院的报道越来越多。

作为人文建设的主题，医护人员自身素质的提高是十分必要的，而培养医护人员的人文意识又成为重中之重。

第一，在培养的过程中，坚持不懈的抓好医德医风教育。医德医风是医务人员最基础的职业道德，是从医的基础。在医疗工作中，我们注意培养廉洁行医的意识，严格遵章守纪，体现出医务人员防病治病、救死扶伤的神圣职责。

第二，结合医院文化建设，加强医护人员人文意识培养。

医院文化建设是医院提升软实力的核心，结合医院文化建设的相关内容，比如院训、愿景、价值观、办院方针、服务理念的学习，用先进的文化感染和激励员工，使全院职工形成共同的价值理念。提高医护人员的文化自觉、文化自信，增强医院内部的凝聚力。

第三，加强专业知识培训，鼓励自我超越。

技术与人文是医学的双翼，缺一不可。没有技术，医学便无从谈起；没有人文，医学便失去灵魂。

因此，加强人文意识培养与加强专业知识培训相辅相成。强化继续教育和终生学习的理念，知识的加强能够提升医护人员在工作中创新的能力，增强技术竞争力。

第四，增强团队意识，充分发挥团队能力。

医疗工作都是在一个或多个医疗团队的努力下完成的，完成患者的救治工作。团队的强大是医疗质量不断完善的依托，在团队中创造有利于成员能力培养的学习环境和氛围，团队成员都做到工作态度极端负责，技术上精益求精，树立相互配合，互相支持的团队精神和整体意识；让团队更勇敢面对未来任何挑战和任务。

总之，医学的本质是人学，缺失了人文精神，医学就失去了灵魂。医学是最具人文精神的学科，医务人员是最富含人情味的职业。培养医护人员的人文意识，使人文意识融入到临床实践中，他们就会产生对病人的关爱之情。这对于以患者为中心的人文医院建设，有极大的促进。

┃ 从救死扶伤到预防优先

中医从《黄帝内经》开始，就将防病、养生放在医疗的首位，所谓"上医治未病"。

《史记·鹖冠子》记载，魏文王问扁鹊："子昆弟三人其孰最善为医？"扁鹊曰："长兄最善，中兄次之，扁鹊最为下。"魏文王曰："可得闻邪？"扁鹊曰："长兄于病视神，未有形而除之，故名不出于家。中兄治病，其在毫毛，故名不出于闾。若扁鹊者，镵血脉，投毒药，副肌肤，闲而名出闻于诸侯。"

大意是说，大哥治未病，二哥治已病，我治病入膏肓者，所以我技虽不如兄，却比他们出名。

而现在的医疗现状似乎本末倒置了，治疗在首位，其次才是预防、保健、养生。如何从储蓄金钱转变为储蓄健康？如何实现不得病、晚得病？这应该成为当下中国人和医院共同努力的一个方向。

建立人文医院，我们健康管理中心担负着传承中医智慧与精髓的责任，用真情、真心为保健对象服务，让更多的人愿意来医院保健、预防。在具体的工作过程中，我们强调细节管理。比如，为年龄大的保健对象多加一个服务人员，并准备轮椅，为老年人制作告示牌，请他们走垂直梯，不要走扶梯，以防他们受伤。

将查体中心改名为健康管理中心，也是顺应"健康梦托起中国梦"的时代要求，改变以往医院以治病救人为中心的方式，努力提高预防、保健在医疗中的重要作用，推动医疗行业向健康管理转型。

随着千医保健服务人群和范围越来越大，我们还需要在为患者的服务细节上多下功夫。比如说增加病人的陪检和预约检查，既保证了患者在检查中的安全，减少预约等待的时间，又减轻患者紧张焦虑的心情。总之，不断提高医疗服务质量和水平，是人文医院建设的终极目标。

争做最好的人文处室

办公室

人文管理的核心是"协调、互助、合作、分享"的人文精神。《易经》曰:"观乎天文,以察时变,观乎人文,以化成天下",天文,即是客观自然规律,人文即是以礼为教,以人为本。"以人为本"的理念更加着重强化了人的价值与意义。医院办公室积极响应医院"做山东最好的人文医院"号召,把"争做最好的人文机关处室"作为工作目标,在工作中努力践行人文管理内涵,推动医院走向人文管理。

| 厘清思想认识,以人为本内化于心

办公室作为承上启下、联系内外、协调各方的综合枢纽机构,在医院运行中担负着管理、服务、协调等重要职责,接触

领导多、传达指示多、协调事务多。但是，办公室并不是权力部门，而是领导的办事员、部门的协调员、临床的服务员，是综合管理协调部门。全体工作人员注重深化思想认识，厘清认识误区，牢记角色定位，将以人为本的人文理念内化于心，融入日常工作即外化于行，不断提升自我内在涵养、塑造外在形象、提升办事效率。

人文管理的最高层次是要重视人、尊重人、关心人、爱护人、培养人，真正做到以人为本。在办公室具体实践中，既要通过必要的行政手段强化管理、统揽全局、协调各方，又要将细心、真心、爱心等人文滋养落实在具体工作的每一件小事和每一个细节，争取让每一位参与人员乐在其中，工作能力不断提升、个人素养日臻完善，持续感受到发自内心的人文情怀。全体成员时刻保持清醒状态，头脑清醒、谨小慎微、把握分寸，不放过每一个细节，踏踏实实做好每一项工作。

转变服务理念，提高主动服务意识

作为全院工作的中心枢纽，办公室注重转变工作理念，改进工作作风，把主动服务、靠前服务、服务临床、服务一线当做工作指南，努力提高服务大局主动性、创造性。对所有工作既要重视结果，也要重视过程；既要重视内涵，也要重视形式；既要保证工作质量，也要重视工作数量，不断提升主动服务意识。

行政科强化人文管理，行政接待讲规矩，守纪律，不碰红线，热情接待和欢迎参观人员，体现人文服务，力争做到热情不奢华，简约不简单，节俭不失礼。在严格执行中央八项规定的前提下开展行政接待工作，做到待之不违规、简而不失礼。近年，来院参观单位较多，办公室为做好参观接待工作，统一完善了工作流程和模式，对所有参与接待工作的人员进行专项培训，人人能够介绍医院文化、医院科室发展概况，礼貌用语"您好""请""谢谢"等常在嘴边，人文关怀显在细节之处，以良好的精神风貌展现人文医院的内涵与风范。

对待来访人员以谈心交流的方式耐心听取他们的意见，认真做好记录和上报，以平等的心态和他们交流，语气友善，尽可能缓解来访人的烦躁心情，尽快地解决他们提出的问题，不推诿，不包庇，尊重对方的意见及对事件处理结果的选择。

秘书科积极主动，加强收发文管理，做好跟踪服务和贯彻督导，凡重要文件、重要指示均督促到科室和个人，保证上情下达协调沟通。注重加强调研，拓展信息来源，提高文字水平，为领导决策提供可靠参考。行政会议安排均在下午四点半以后，少开会、开短会，提高会议效率，减少对临床工作的干扰。

档案科配置了电子文件档案综合管理系统，极大提高了档案查阅便利性，提高了综合档案利用效率。每年深入部门科室，培训讲解档案管理重点难点要点，保证档案归档率和时效性。

车管科加强综合调度，优先保证应急救援、器官移植、长途转运等临床业务用车，提高驾驶员人文服务意识，保证用车安全。文印、收发、总机等各班组主动靠前服务，保证临床各项工作顺利开展。

敢亮党员身份，发挥引领示范作用

人文服务，党员为先。共产党员只有敢于亮明身份，时刻不忘自己是一名共产党员，才能切实履行党员义务，当好先锋模范，无愧党员称号。办公室历来注重发挥党员模范带头作用，在工作中让党员亮身份、做表率、树形象，引领处室人员凝心聚力、团结奉献，不断提升工作能力和水平。

办公室目前有党员 11 人，新老党员均有，在支部和党小组的组织下，坚持以老带新的原则，不断加强党员日常教育，规范言行举止，培养敢担当、敢担责、敢作为的先锋精神。积极参加"两学一做"等培训学习，立足本职岗位，关键在"做"上下功夫，在示范引领上做表率，行政接待、办文办会、车辆管理等处处都有党员先锋的身影。

加强业务学习，提高综合工作能力

办公室作为医院承上启下、联络内外的综合处室，要协助院领导了解情况，收集、反馈信息，工作人员积极拓展医疗、护理、保健、教学、科研等方面信息来源渠道，在认真学习政治理论、政策制度、公文写作等必备知识的前提下，及时补充了解一定的医学相关知识，拓宽知识领域，完善知识结构，主动学习，提高自身综合工作能力，提升综合服务能力。

在工作之余，办公室组织全体人员开展"学习优秀传统文化，学习医学人物榜样，做最好的人文处室"活动，号召大家通读《孔子家语通解》《论语诠解》《千医百句》等人文系列书籍，从优秀传统文化中汲取成长养分，以医学界优秀的前辈为学习榜样，见贤思齐，进一步净化心灵，提升素养，争做人文医院建设的先行者。

践行"两学一做",抓党建促人文

党委办公室

　　自 2016 年 2 月份中央部署开展"两学一做"专题学习教育以来,从院党委到各党总支、支部、广大党员都积极行动起来,认真"学",扎实"做",坚持"学""做"结合,知行合一,深入学习贯彻"党章党规"和"系列讲话",着力打造建设"过硬党支部";积极推进"两学一做"学习教育常态化、制度化,教育引导党员自觉践行政治合格、执行纪律合格、品德合格、发挥作用合格"四个合格"标准,积极发挥共产党员应有的先锋模范和示范表率作用,打造了千医有温度、有力度、有硬度、有广度、有深度的良好人文党建氛围。

| 党委统领，着力打造有温度的人文党建氛围

医院党委高度重视抓好人文党建，自 2016 年提出"做山东最好的人文医院"目标以来，积极发挥党委主体责任，将党建与人文有机结合，认真开展"两学一做"专题学习教育，努力推进"两学一做"常态化制度化。以党委理论学习中心组学习为切入点，除抓好"党章党规"和"系列讲话"的学习外，积极加强人文知识学习。依托医院第 1000 家孔子学堂挂牌单位，举办了多期人文培训和人文讲堂，以此大力加强人文医院建设，强化人文理念教育，推行人文服务措施，倡树人文服务新风，提升人文服务水平。

坚持把抓好党建作为最大政绩，把思想政治工作放在首位，并注重与人文的有机结合，2016 年度医院被省卫生计生委授予"2016 年度先进基层党组织"称号。医院党委始终深入学习贯彻党的十八大和十八届三中、四中、五中、六中全会及习近平总书记系列重要讲话精神，凝心聚力，攻坚克难，严格落实党建目标管理责任制，大力加强学习型、服务型、创新型党组织建设，调动和引领基层党组织在服务改革、服务发展、服务民生、服务群众、服务党员方面发挥战斗堡垒作用，打造了独具特色的千医人文党建。

一是将党建工作与中心工作融入一起，齐抓共管，在全面推进重点业务工作的同时，定期研究分析医院党建情况，做到

情况清、目标明、措施实、要求严。二是发挥党的思想政治优势，深入基层抓调研，选树于振海同志先进典型，积极引导广大党员树正气、转作风、提素质、做表率，争当人文标兵，充分发挥模范带头作用。三是破解工作难点，创新工作思路，在思想作风转变、基层组织建设、"双拥""共建"及国防教育等方面积极探索创新，取得良好成效。四是强化人文建设，重新调研确立符合医院发展实际的院训、愿景、使命、价值观、办院方针、服务理念等，并与原有的院歌、院徽、院旗等形成医院新的文化理念体系。同时围绕人文医院建设目标，编辑整理《千医百句》《大医精诚》《千医人文管理实践》等有关医院人文建设方面的丛书，强化人文理念引导。举办了多期人文培训班，党委书记孙洪军同志多次在省内外学术会议上进行人文讲座。加强人文宣传，在《大众日报》等主流媒体上多次宣传报道。

| 总支推进，倾力抓实有力度的督导促进措施

医院各党总支在院党委的领导下，积极发挥上传下达作用，重点履行协助、教育、监督和引领责任，全力抓好各项人文党建措施落实。尤其在推进"两学一做"学习教育常态化制度化方面，各党总支积极响应，倾力推进。2117年先后组织全院党员分两批赴沂蒙党性教育基地开展党性教育活动，并积极督

促指导支部组织开展了丰富多彩的主题党日活动。

内科总支立足于抓好人文服务，定期分析党员思想状况，了解党员思想动态，及时化解党员心结，教育引导党员敢于亮身份、做表率、当先锋，积极发挥先锋模范作用，涌现出了"全国医德标兵"等一批先进典型。

外科总支注重抓好党员"学"与"做"的结合，经常组织党员开展献爱心活动。外科总支组织所属七个党支部部分支部书记和党员代表到柳埠敬老院开展"献爱心、送健康"义诊活动，还送去了部分常用药品、实用医疗器械和生活用品。外科总支还组织党员捐款，慰问看望"第一书记"帮包村困难群众。

医技总支立足于抓好窗口人文服务，在门诊设立了"党员先锋示范岗"和"学雷锋志愿服务岗"，配合门诊部组织开展了季度"最佳人文窗口"和"最佳人文服务明星"流动红旗评选活动，有力提升了窗口单位的人文服务水平。

机关总支结合机关工作特点，重点在为临床提供人文服务方面加大力度，组织开展了职能部门对口联系科室、机关工作人员志愿服务、"学先模人物、创人文机关"专题党课等活动，强化了机关党员的服务意识和服务能力。

后勤总支立足于提供后勤保障服务，在保障全院水电暖正常运行、节能降耗、基础建设、环境卫生等方面，采取了一系列人文服务举措，为医院正常运行提供了有力保障。

离退休总支调动发挥老党员、老职工的积极性，挑选了一批身体好、党性强、热心肠的老同志，自愿到门诊开展志愿导医服务，发挥余热，赢得了病人好评。

┃ 支部落实，努力建设有硬度的"过硬党支部"

党支部是党全部工作和战斗力的基础。院党委坚持党的一切工作到支部的鲜明导向，充分发挥党支部教育管理党员的主体作用，重点履行落实、统筹、教育、监督责任，积极践行"两学一做"，努力建设"过硬党支部"。

各党支部积极推进"两学一做"学习教育常态化制度化，纷纷开展了形式多样的主题党日活动，展示了"过硬党支部"的良好精神风貌。医技总支第三党支部开展了践行"两学一做"、庆"七一"歌咏比赛，以唱红歌、诗朗诵比赛和学党章党规知识抢答等方式，庆祝建党96周年和纪念抗日战争全面爆发80周年。内科总支第一党支部支委成员及部分党员代表走进沂蒙革命老区，参观了全国道德模范、优秀共产党员赵志全先进事迹展和"大青山突围纪念馆"，现场接受革命教育，并到费县薛庄镇马头崖村慰问建国前老党员，为老党员送去了牛奶、大米等生活用品，还现场为老党员查体义诊。内科总支第二支部组织党员志愿者深入菏泽市巨野县大李庄大元颐养院开展"献爱心、送健康"义诊活动，自带设备免费为老人量血压、测血糖、做心电图，深得老人好评。外科总支六支部党员自发为贫困患者捐款献爱心，有的党员遇到困难患者随时自掏腰包进行救助，彰显了白衣天使的大爱无疆精神。其他各党支部党员也都立足于本职岗位，积极践行"两学一做"，在为病人提供人文服务方面做出了不凡举动。在2016年省卫生计生委"两学一做"总结表彰中，内科总支第一党支部被评为"示范党支部"，两位同志被评为"党员先锋"。内科总支第一党支部书记候应龙同志事迹入选2017年"省卫生计生系统先进典型个人事迹报告团"，在全省进行巡回报告。

| 党员先行，竭力发挥有广度的先锋模范作用

通过开展"两学一做"学习教育活动，广大党员的思想认识大大提高，党员意识大大强化，党性观念大大加强，能够自觉加强党性修养，增强宗旨观念，坚定正确政治方向。广大党员敢于亮身份、做表率、当先锋，以自己是一名党员而自豪，时时刻刻以党员的标准严格要求自己，工作积极性大大提高，在各自工作岗位上发挥了很好的先锋模范和示范引领作用。在党员的引领下，广大职工工作热情高涨，自觉向身边先进党员看齐，向医院先进典型看齐，工作主动性高了，敢于奉献意识强了。大家兢兢业业，尽职尽责，立足本职岗位脚踏实地地工作，自觉为维护千医大家庭的利益而倾心尽力。全院上下精神

风貌焕然一新，医院发展呈现出了健康、快速、和谐的蓬勃发展势头。

| 全员行动，有力助推有深度的人文诊疗环境

全院上下紧紧围绕医院提出的打造山东最好的人文医院目标，积极崇尚医学人文精神，不断改进服务方式，改善服务态度，提高服务质量，齐心协力，迎难而上，积极响应支持院党委号召，心往一处想，劲往一处使，从物业管理岗位的保安、保洁、电梯员到医疗、护理、医技、管理等每一个岗位工作人员，大家都找准定位，划定目标，从最点滴的小事做起，用最简单朴素的人性化服务，始终坚持以病人为中心，以质量为核心，一切为了病人，为了一切病人，为了病人一切，以细心、热心、耐心、爱心的人性化服务为病人提供全方位服务，努力做到服务好、质量好、医德好，让病人满意。

聚卫生贤才，谋千医发展

人事处

人文医院建设并不局限于用人文关怀的服务手段除病家之疾痛，还包括对职工实施人文管理，激发其人文道德关爱。人事处作为医院的重要职能部门，在人文医院建设过程中发挥着举足轻重的作用。人事处本着服务临床、服务医院的原则，坚持人才优先发展，大力实施人才强院战略，改革体制机制引才聚才、选才育才，优化工作环境用才留才，硕博总量持续增长，高层次人才队伍不断壮大，走出了一条具有"千医特色"的人才培养道路。

┃ 以人才建设为重点，把握大势、谋划宏观，打造合理有序人才梯队

努力形成尊重知识、尊重人才的良好氛围，着力发挥医院

优秀专家群的作用。医院选取在学科领域内有一定影响力的带头人组成医院专家委员会。医院职称评审、医师等级评审等完全遵循医院专家委员会的意见。医院发展规划、人事任免等重大事项专家委员会成员具有投票权。将医院专家委员会纳入医院管理范畴，医院尊重专家话语权，使得重大决策更加科学化、民主化。

坚持引进来与走出去相结合。一方面，海纳百川、广揽贤才。积极引进高层次人才，给予优厚待遇，配备先进设备、优秀医护助手，落实津贴待遇，消除后顾之忧。充分发挥"鲶鱼效应"，为医院的快速发展注入新活力，加速新技术、新业务的开展。另一方面，倡导"睁眼看世界"，制定一系列优厚政策，鼓励职工外出进修学习，在提高专业技术水平的同时，开阔视野。医院本着以人为本的原则，在进修期间予以保留工资、部分福利待遇，并给予一定交通、生活补贴。倡导互帮互助、知识共享，凡学成归来者须将进修期间所见所闻、所学所悟进行汇报。通过外出进修，增长见识，寻找差距，发挥优势，弥补不足。

每两年选拔一次，培养周期为三年的优秀中青年培养计划按部就班地执行。医院对优青培养对象的定位是综合性高素质人才，不仅要求业务水平突出，还要具备一定的科室管理能力和管理思路。在2017年的选拔中，人事处借等级医院复审的东风，将等级医院评审细则内容列为考核项目，旨在强化优青培养对象的综合素质。经过层层选拔、脱颖而出的人选成为医院重点培养对象。优青培养对象在享有医院给予的优越条件同时要完成培养任务，有压力，也有动力。优青培养对象考核通过后根据科室具体情况，可提拔为科室管理人员或储备力量。目前，部分优青已在科室乃至医院发展中发挥着中流砥柱的作用，日渐成为千医的脊梁。

医院着力于打造一支由老专家指引发展方向，中年专家作为骨干力量，青年专家迅速成长为后备力量的人才队伍。三股力量共同发力推动着医院这艘巨轮乘风破浪、勇往直前。

| 以培训为抓手，多部门合作、层层推进，助推人文精神深入人心

棋落关键处，赢得制高点。培训作为重要抓手，是医院发展道路上的重要基石。在人事处组织的培训中，培训对象从新职工到优青培养对象，从新晋护士长到新晋科室主任；培训内容从医院历史沿革到发展规划，从愿景、院训到部门规章制度，从医学泰斗的悬壶济世到人文医院建设。培训已经成为千医职工最大的福利。为强化培训的重要性，院长办公会研究决定，将培训列为职称晋升、聘任的重要条件。为避免培训时间与临床工作时间冲突，将培训时间安排在周末或八小时以外的时间；为保证培训效果，在培训期间安排考试或培训结束后进行

心得汇报等；为共享培训资源，安排近三年或五年入院职工旁听。这一系列举措，使得培训更加丰满，不再流于形式。

自 2016 年起，为强化新职工的人文意识，迅速融入医院文化，人事处将人文医院建设作为入职培训的一个重要模块。培训伊始，将《论语》《弟子规》书发放到新职工手中。这是孙洪军院长多次在有关于人文精神、人文医院建设讲座中力推的两本书。这也是孙院长对新职工的一种期许，希望他们能在传统文化中寻求人文精神的真谛。孙院长、名老专家、优青代表的这一系列讲座构成了千医独具特色的新职工入职培训体系。从新职工的培训心得中可以看出，随着该模块的开展，人文医院的精神内涵已在他们心中生根发芽。

"人，治院之本也"，医院人事处坚持以人文本，树立"人才成长促进医院发展，医院发展助推人才成长"的理念，已经将人才的定位从最初的支撑医院发展提升到引领医院发展的新高度。千医也日益成为群英荟萃、医药卫生贤才云集的新高地。

让票据和数字凸显人文温度

财务处

在"做山东最好的人文医院"的进程中，财务处根据处室业务内容和特点，结合管理架构特征，以人文管理的核心理念为指导，多向调整，多点开花。内强素质，通过人文进一步融洽处室人员关系，强化队伍凝聚力；外树形象，在严格执行财务管理的同时提升服务水平。藉此将人文和管理两者融合贯通，进而擦亮服务窗口，保障医院资金安全，提升医院整体运营效率。

| 科学管理，牢牢把握财务工作生命线

人文首先是先进的、科学的。相比其他管理学科，财务管

理更偏重于自然科学，数理方面的要求更加精确，资金安全和核算准确是财务管理的两条生命线，这也是财务工作的红线和底线。

为确保资金安全，财务处严格执行收支两条线并行管理。任何一笔资金的支付都必须经过制单和复核两个步骤完成，记账会计记账时再次予以核对，同时月底还有专人核对银行的每一交易明细。现金出纳做到日清月结，月初进行库存盘点，同时对收款员每月不定日进行现金稽核，确保资金账目准确无误。

对于核算准确，物资核算方面财务处选派物资会计派驻到药学部、设备科、材料科等相关职能处室，使各类物资管理更加规范化。"二级库管理"上线运行趋于稳定，效益初显。医院成本核算系统一直在不断完善，尽量保证基础数据的准确性以及分摊标准的科学性。在目前科室成本核算基础上，积极开展病种成本与项目成本核算工作。

| 秉承协作理念，统筹协调业务处理

票据和财务数字的背后牵涉的是人和其他相关处室。作为医院经济管理中心，践行人文管理也自然要求在财务工作中注重与其他处室和人员的组织与协调，通过通力协作确保工作效率。

为实现医院预算管理的精细化，制定预算之前处室会充分

征求临床科室和相关业务处室的意见，根据医院各年度工作重点及事业发展需要，组织上报、汇总及论证。预算执行过程中，协调相关处室跟进年度财政预算的执行情况，尤其是跟进财政资金项目的完成进度情况。通过充分的沟通和通力的合作，实现预算管理执行精确落地。

依托先进技术，创新服务模式

创新是发展进步的根本动力，也是人文管理的应有之义。随着医院服务规模的不断扩大，处室依托先进技术、创新服务模式、提高服务效率。医院在省内率先实现诊间结算上线，大规模引进自助终端设备，门诊自助设备实现了自助挂号、充值缴费、自助扣费等一条龙自助服务，住院自助设备实现自助充缴押金，查询费用明细等功能。同时紧跟创新潮流，开通了微信、支付宝等移动支付平台，实现了移动预约挂号、缴费、充缴住院押金、查询费用明细等功能。加快了收费的现代化进程，节约了患者宝贵的时间。

树标立杆，借助"分享"带动队伍成长

人文的集中体现之一是重视人，有效地管理讲求充分发挥人的主观能动性，充分挖掘人力资源潜力。在落实重视人、发

展人的过程中，"分享精神"是人文管理的一大亮点。财务处通过树立榜样标杆，倡导分享精神，不断打牢团队根基。

一方面，积极参加各类选拔培训，两位同志入选"国家卫生计生行业经济管理领军人才"培养计划，为全体财务人员树立榜样，营造起全员仿效学习的氛围。另一方面，从2011年医院首批首家通过三甲复审之后，财务处制定规律性的学习计划。每周二的下午进行分享交流，内容涵盖高年资会计经验分享、各岗位职责分享介绍以及最新财务知识政策分享等等。此外，借助"分享"和老带新、传帮带的方式实现新人快速成长。

| 比学赶超，为患者提供最大便利

财务处的窗口部门从尊重人和体贴人两个主要维度展开，进行调整改革，贯彻人文精神，提供人文服务。

收费窗口的设计充分考虑患者和家属的需要，高度适宜，站着能方便地缴款、签字，不必弯腰俯身。工作人员坚持文明上岗，摆放监督标志卡片，注重文明礼貌用语的使用。工作之余，还组织专门的沟通技巧培训，医患沟通渠道更加畅通。

为最大程度方便患者，医院率先实现医保审核与住院结算合并一处办公，减少了患者多跑路的问题。增加大额费用审核力度，实现当天结算，节省患者时间。为配合临床夏季提前半小时开诊，收费处早班将窗口开放时间提前至7:00，人员提前

15 分钟到岗就位，用我们的时间付出换取就诊患者的方便。

　　处室全员响应医院号召，积极参与实践"最佳人文门诊服务窗口"评选活动，掀起了"人人争做服务明星、集体争做文明窗口"的热潮。住院处连续两年被评为"人文服务窗口"，涌现出六位人文服务明星。整个部门在日常工作中形成了"比、学、赶、帮、超""做人文服务明星"的良好势头。

以医师培训为抓手，
推动人文精神落地生根

医务处

近年来，医务处积极响应建设人文医院号召，不断深化精细化管理内涵，在加强处室内部管理的基础上，重点加强医师"三基"培训，强化医疗核心制度的落实，进一步改善医院医疗和服务质量，推动人文精神在医疗队伍中落地生根。

| 加强人文处室建设，不断提升服务能力

秉持"服务临床、服务领导、服务患者"的职能定位，医务处不断完善、创新自我管理理念，强化服务意识，提高工作时效性，注重处室内的思想政治教育、职业道德和作风建设，注重处室间的团结协作，在服务理念、服务态度、服

务质量、工作效率方面有了显著提升。处室坚持每天上午 10
点前到临床、医技科室了解科室医疗质量管理工作；每月督
导和检查重点科室、重点环节；每季度组织信息科、病案室、
药学部和病历质控员等相关科室和人员到临床科室医疗行政
查房，深入临床一线，搭建起临床科室与职能科室沟通的桥梁，
为临床一线科室提供更好的工作环境，同时促进科室建设和
业务素质的提高，确保医疗服务质量和医疗安全，推动医院
的可持续发展。

分层次不间断培训，夯实各级医师临床基本功

严格按照上级和医院要求，深化精细化管理内涵，强化医
师"三基"培训，确保医疗核心制度落实。

一是强化医师"三基"培训。本着关注患者、区别层次、
务求实效的原则，医务处定期组织抗菌药物、临床合理用血、
处方管理、医疗安全、临床技能、病历书写等全方位、多角度、
立体化培训，每次培训结束后现场考核，考核结果记入医师业
务档案，并与处方权、用血权限等挂钩。同时，加强源头管理，
对新进职工、规培生、研究生、进修人员等进行岗前培训，重
点培训基本技能、基本操作，指定基础理论扎实、业务技能强
的医师分组带教、一对一指导，保证了培训效果，有力地保证
了医疗质量和安全。

二是以比赛促医师能力提升。近年来，医院先后参加了全省改善医疗服务暨医师岗位技能大赛、全省卫生应急技能大赛、全省产科急危重症孕产妇救治技能大赛以及医院改善医疗服务暨中青年医师岗位技能大赛，从赛前的统一培训到考试的各个环节，医务处进行了周密的部署和安排。先后3次获得团体一等奖，2人被授予"富民兴鲁劳动奖章"。参赛选手均为年轻医师，是医院的中坚力量，比赛巩固了大家的临床基本技能，夯实了基本功，规范了教学培训，为提高医院医疗水平和服务水平起到了积极作用，也为年轻医师的"比、学、赶、超"起到了良好的示范带动作用。

三是推行医师全员培训。医务处明确了各级科室组织培训学习的具体要求（三级科室每月至少三次专业学习和一次英语学习），建立了"千佛山医院科室培训秘书群"，方便各科室医师相互学习、取长补短，显著增强学术氛围，提升医院的整体水平，为建设临床研究型医院打下坚实的基础。

狠抓核心制度落实，强化监督检查

医疗核心制度的贯彻与落实是医院医疗质量与安全的生命线，是医院常抓不懈的工作重点。医务处强化核心制度落实，督促医务人员规范服务、文明服务，不断提高医疗质量，提升患者满意度。

一是落实手术安全核查制度。严格落实《山东省千佛山医院手术安全核查制度》，要求负责当日手术间首台手术患者的主管医师，必须在 8:10 之前到达手术室，并与麻醉师、巡回护士共同完成术前第一次手术安全核查，确保手术科室在 8:40 之前正式开台。医务处每日检查主管医师到位情况并公示。通过强化督导，手术室首台手术准时开台率明显提升，每周平均开台时间提前了 13 分钟。

二是严格落实手术部位识别标示管理。医务处加强对手术标示管理的督导，制度上墙，让每一位进出手术室的医务人员了解制度，每天不定时段安排专人到手术室进行检查，并利用每月质控检查对手术科室人员进行考核。目前，手术标识率达到 100%。

三是落实科室大查房、疑难危重病例讨论、死亡病例讨论制度。医院加强科室三级医师查房制度、疑难病例讨论制度、死亡病例讨论制度并持续进行督导。根据科室大查房时间安排，分管片区副院长带队到科室参加大查房；每一例死亡病例、多学科（或疑难危重、或自选）病例都组织讨论，分管院长、医务处到科室参加多学科疑难危重病例讨论。例如，内镜诊疗科举办 MDT 学术活动，结合实际病例和临床面临的困惑，邀请肝胆外科、病理科、肿瘤化疗科、放疗科、影像科、消化内科等相关人员，重点研讨超声内镜在胆胰疾病的诊疗价值。

┃ 不断完善医疗告知制度，加强医患沟通工作

为了适应当前医疗环境的变化，结合医院实际，在充分调研的基础上，重新修订了医疗告知文书，覆盖了医疗活动的各个环节，强化医务人员的人文理念，充分保证了患方的知情权，防范医疗纠纷的发生。

一是注重沟通全程化。在入院前、入院时、住院期间、出院时的医疗服务的全流程，根据不同时期的不同要求进行相关内容的沟通。二是注重沟通内容全面化。既涵盖诊疗方案的沟通又包括诊疗过程的沟通，增加患者家属对目前医学技术局限性、风险性的了解，使患者家属心中有数，争取其理解、支持和配合。三是注重沟通的有效性。借助业务学习、个案分析等机会不断强化临床医师医患沟通意识，提高医患沟通技巧。

运用强有力的手段，探索分层次、全方位、多角度、立体化的培训理念，医务处有效提升了临床医生的理论水平和临床技能，强化了各级医师的服务意识，提高了服务能力，为推动人文医院建设和人文精神在医疗队伍中落地生根打下了坚实基础。

崇尚人文关怀，深化优质护理

护理部

医院 1680 名护理人员，秉承"尊重患者、敬畏生命、用心做事、精益求精"的人文理念，深化优质护理服务，形成了团结和谐、高效奋进的人文护理团队。

┃ 统一思想凝共识，构建人文软环境

2016 年，护理部积极践行医院提出的"做山东最好的人文医院"的要求，开展"七个一"活动构建人文护理软环境，即阅读一本人文教育好书籍，进行一次人文护理大讨论，开展一系列人文护理培训，组织一场人文护理演讲比赛，编写一套人文护理丛书，争做一名人文护理好护士，打造一支人文护理

好团队。全院护理单元积极响应，人文护理建设如火如荼。全院各护理单元购置并分享人文教育书籍715本，书写读书报告1013份，开展护理人文大讨论152次，邀请临床专家及院校教授进行了《人文护理规范化建设探索与实践》《医务人员的职业形象与人文素养》《护患沟通与职业礼仪》等系列讲座，编写出版《人文护理——礼仪与规范》《人文护理教育实践》丛书，评选并表彰了50名人文护士，16个人文护理团队。2017年继续深化人文护理建设，做精做细，切实做好"服务有温度，人人做暖护"。

| 多措并举暖人心，提高患者满意度

护理部倡导"五多十点"服务：入院患者多关心，住院患者多观察，健康教育多讲解，家属陪人多沟通，出院患者多指导；微笑多一点，仪表靓一点，脚步轻一点，嗓门低一点，语言美一点，脑筋活一点，度量大一点，办事勤一点，效率高一点，让患者更放心一点，倡导护士开动小脑筋，患者得到大方便。

急诊设立爱心存钱罐，科室人员自发募捐为"三无"患者或者暂无家属患者救急。心电图机旁准备保温杯，用温水浸泡棉球，保证在寒冷季节每个棉球都带着温度与患者皮肤接触。ICU采用"让患者动起来""昏迷患者呼唤式服务"等一系列人文护理措施，使患者满意度由96%升至100%。手术室为

术中患者提供全方位的保暖措施，先进的层流净化设备精准调控房间温湿度、间温箱确保输入的液体为 37℃、手术床能量转移垫及自制保温用品为患者保暖，使患者低体温发生率由 57.8% 降至 17.9%。儿科重症监护室采取"以家庭为中心"的护理模式，鼓励帮助父母参与患儿的喂养和生活护理。新生儿监护室为早产儿建立护理日记，记录患儿成长点滴，为家庭保存这一段真实的生命体验。病区中夜间巡视"暖心灯"、手术患者"过床易"、PICC"换药服"、集成数据"充电架"、便民服务"百宝箱"、儿科专用"溶药包"、滴空报警"输液宝"等，这些创意发明的运用，融入了千医护理人的爱心、细心，体现了千医护理的人文服务理念和精神，提高了患者满意度。

健康教育多形式，提升团队影响力

护理部和病区组织了一系列健康教育公益活动，成立人文护理志愿服务队，血栓护理小组走进社区，两腺科加入宋庆龄基金会粉红丝带俱乐部，心内科加入中国健康促进会"心行动项目"，参与人员 8000 多人次，受到患者一致好评。儿科开展"为孩子撑起生命的保护伞"系列安全宣教活动，急诊开展"灌溉生命之树系列公益活动"，让急救技术和延伸护理走进家庭，赢得了广大群众的信赖和称赞。丰富健康教育内容，开展全方位多形式的健康教育。建立微信平台，定期推送信息；慢病病区成立护患微信群，患者在其中交流心得，护士及时解决患者的困惑，推送健康教育知识；病区循环播放自主拍摄的宣教视频，形象生动；开设宣传栏、发放宣传册、设立小讲堂、制作爱心联系卡。通过这些丰富多彩的健康教育活动，患者直接获得了健康知识，间接提升了护理团队的影响力。

▎精细管理重质量，守护护理生命线

"提升护理质量，保障护理安全"是人文护理的基本要求，"用心做事、精益求精"是人文护理的工作习惯和标准。修订评价标准，确立敏感指标，构建结构—过程—结果三维护理质量评价体系，开展质控专项和质量改善活动，全院完成 QCC 项目 126 个，并取得了山东省品管圈大赛一等奖和全国二等奖的优异成绩。ICU 肠内营养护理质量改善项目荣获全国一等奖，获评全国肠内营养示范基地。应用 SBAR 和 CICARE 标准化沟通模式，加强了医护、护患之间的有效沟通，提高了患者的满意度。在 2016 年山东省标准化沟通案例大赛中，医院荣获一等奖。以患者为中心，实施扁平化责任制整体护理，为患者提供连续、全程、优质的护理服务。护理部按照三级质控体系，强化日常督导，加强重点环节管理，鼓励上报不良事件，建立"患者安全，人人有责"的文化氛围，保证了护理安全。

| 信息平台添助力，优化资源保质量

护理管理者利用护理管理信息平台，弹性排班，动态调整班次和人力，对午间、夜间、节假日等重点时段的护理人力资源进行合理安排，优化了人力资源调配；护士利用临床护理信息平台加强对新入院、病危病重、手术及特殊患者重点监控管理，保证了护理质量和安全。护理信息平台实现了住院患者全程评估，高危评估自动提醒，输血过程全程追踪，护理文书标准化，减少了护理差错发生的机率，减轻了护士的工作负担，将时间还给护士，将护士还给患者，提升护理质量和安全。

| 护理管理显人文，增强团队凝聚力

护士长在护理管理工作中关心爱护、尊重理解护士。病区建立心灵驿站，利用微信、QQ群、同事支持小组等平台，倾听护士心声，解决护士困惑难题。创新科务会形式，进行沟通难点案例分享、感动服务经验交流，借助集体智慧，提高年轻护士分析解决问题的能力。病区集体为护士庆祝生日，业余时间组织户外活动。通过多种途径，让护士心身愉快地投入工作之中，增强护理团队凝聚力。

护理部工作岗位前移，管理下沉，深入临床一线帮助护理单元解决管理和专科发展存在的问题，了解病区动态，进行业

务和管理指导,组织护士长进行管理经验及人文服务经验分享、疑难案例及特殊事件处理探讨等,达到共同提高和进步。

| 护理培训助成才,攀登职业新台阶

对护士的人文关怀,体现在关怀护士的成长、帮助其规划职业发展的道路,而分层分级分段培训则是重要环节。对新护士进行技能操作和相关理论、法律法规、规章制度的培训,促进其尽快适应角色转变。对高学历轮转护士,合理安排科室,定期抽查、考核,进行床旁综合能力考核和成长汇报,为医院护理的发展储备力量。对专科护士采取"送出去、引进来"的培养模式,选派骨干参加国家及省级专科护士培训,引进先进的专科护理理念和技术。选派护理骨干外出进修,并从中选拔带教老师,邀请院校及临床专家传授授课技巧、人文素质培养及临床工作经验,提高他们的带教水平。通过匹配度较高的培训,帮助护士适应不同阶段的职业发展需求,推动护士攀登职业发展新台阶。

| 人文护理赢美誉,增强护理竞争力

自开展人文护理以来,医院推行人文护理服务举措220项,收到书面表扬信378封,锦旗303面,患者满意度高达

98.57%。人文护理多次被新闻媒体报道，在全省起到宣传和引领作用。2016年11月，在济南举行了主题为"人文、规范、专业、发展"的"山东省人文护理与护理管理论坛"，近600名全国各地的护理专家及骨干参加了此次会议。近400名护理同仁来院人文护理典型病房参观学习，对医院人文护理建设给予了高度评价。

护理团队将继续秉承以患者为中心、以质量为核心、以安全为重心的理念，用自己的爱心、耐心、细心换回患者的舒心、放心、安心，持续质量改进，深化优质护理服务，做山东省最好的人文护理团队。

人文评选助力，打造最美窗口

门诊部

人文医院建设，离不开全院职工的密切配合。门诊作为病人接触医院的第一窗口，如何解放思想、更新观念，为广大患者提供更加优质高效的诊疗服务，一直是医院门诊管理者思考的问题。人文医院的提出，及时有效的给出了解决问题的方法和出路。门诊医技系统以开展人文评选活动为载体，大力推进人文服务，促进门诊优质服务更上层楼。

| 摒虚务实，认真组织门诊人文评选工作

在很多人看来，人文，或者医学人文，是比较模糊的概念，甚至说，有点虚无缥缈。如何把评选工作做实做牢，让人文精

神在门诊系统生根发芽、开花结果，真正发挥评选带动作用，门诊部深入研究，几易其稿，出台了关于在门诊系统开展"最佳人文服务窗口""最佳人文服务明星"评选活动方案，通过院长办公会，正式在医院门诊系统实施。

强调大门诊，实现全覆盖

一是参评范围全覆盖。方案规定门诊上岗医生、医技科室、护理分诊台、收费处、住院处、医保办、保安队以及物业公司配送、保洁和司梯均列入参评范围。二是精神传达全覆盖。包括人文活动动员会、启动会、评选会、表彰会等一系列会议，要求门诊医技系统人员全部参加，确保了精神传达不留死角。为不影响门诊工作，所有会议选择在下午5点钟开始。同时以严格的考勤制度，确保会议效果。三是活动参与全覆盖。方案要求每次评选活动周期，所有科室都必须按照标准认真准备。不论是否最终入选参评汇报会，都必须提交当期人文活动总结材料。汇报会上，除入选科室正常汇报外，还要抽取部分未入选的科室一同汇报。除正常评奖外，评委还要根据汇报情况，填写"差评票"，获评"差评票"的科室将被责令重新准备材料，周会范围内再次汇报。

制度保证，摒虚务实

一是坚持科室申报制度。人文评选，每季度一次。参评科室季度初需书面申请备案。科室自申报之日起就纳入考核监管体系，严格按照考评标准逐项落实。大家带着目标和任务开展工作，从而迅速在门诊医技系统掀起了活动高潮。二是坚持日常监管考评。活动领导小组成立评审专项检查组，会同医院质控中心每月一次工作检查，按照量化赋分表分别从团队精神、医德医风、服务水平、环境建设、规范创新等方面进行评分。各科分数汇总后作为总评参考。三是总评环节严谨公正。结合日常考评情况，选取排名靠前的科室参加汇报会，汇报当期本科室的人文工作。门诊部现场通报档期内投诉和表扬等情况供评委参考。对有查实医疗投诉的科室坚持一票否决。四是互相借鉴、共同提高。评选坚持汇报会制度。科室汇报接受大家检阅，必须精心准备、认真总结，加深了人文理念的理解与反思。科室间也达到了互相借鉴、互相促进、取长补短、共同提高的目的。

鼓励优中选优、不搞轮流坐庄

方案明确规定：严格标准，杜绝人情票；杜绝轮流坐庄，对确实优秀的科室和个人，鼓励连续获选，真正发挥模范先进的榜样示范作用。截至 2017 年第二季度，检验科、妇产科门诊护理分诊等科室连续三次获得"最佳人文服务窗口"的荣誉，有三人均连续两次获得"最佳服务明星"称号。

│ 评选带动，门诊人文工作蓬勃开展

经过一年多的积极实践和持续改进，人文观念深入到每一个科室和班组，渗透到每一个工作人员的心中。活动的开展进一步激发了大家的工作积极性，医学人文精神真正内化于心、外化于行。大家自觉发掘便民措施，主动服务病患的意识得到提高，真正实现了评选的带动作用。

改善服务流程，减少就诊环节

一是抓住儿科综合楼搬迁之机，加快门诊流程改造。精调度，巧安排，按照优先保证门诊业务用房的原则，调整出部分科室非门诊业务用房，完成了门诊多个科室41处改造，扩大了诊疗区域，改善了就诊条件，优化了就诊流程。二是借助信息化改造，减少病人就诊等候时间。2016年，门诊新增自助机30余台，遍布门诊各个区域，实现了病人办卡、挂号、预约、缴费和各种报告单打印一体化服务，减少了就诊环节和等候时间。同时，开通微信、支付宝等在线服务，实现了多形式多渠道的预约就诊服务。三是多措并举，减少就诊环节。住院处将医保审核和出院结算合并办理，减少了病人多窗口排队。口腔科推行"先诊疗后结算"的模式，减少病人缴费、取药、拍片、治疗等往返过程。在患者就诊卡内有余额的情况下，医护人员代扣费用；费用不足时，待病人就诊结束后一次性缴费。检验

科针对门诊空腹采血患者时间集中，病人多、排长队的情况，采取增加采血窗口、引进先进采血设备、增加排队叫号系统及部分窗口提前采血等措施，采血排长队的状况有效缓解。

花开有百朵，服务更便民

各科室、各班组都立足实际，自觉改进病人就诊过程中的不方便和不顺畅，推出自己的便民措施。针对病人取药较多时没有方便袋的窘境，门诊部协调厂家在门诊药房旁边安装自助售袋机，病人服务中心提供免费兑换硬币等服务工作，解决了困扰多年的难题。影像科为减少预约，实行上午、下午两班制，取消中午休息时间，下午的病人做完才下班。急诊科举行"灌溉生命之树"主题公益活动，工作之余在大中院校、厂矿企业文化广场等地开展急救知识培训，三千余人次接受培训，提高了群众突发应急能力，为挽救急症患者赢得宝贵时间。儿科门诊开通山东省首家儿童用药健康咨询门诊，免费为患儿进行用药指导。重症医学科开展让 ICU 患者动起来活动，医护人员主动替病人翻身、拍背，鼓励患者在医护人员搀扶和协助下下床运动，增强患者挑战疾病的勇气和信心。病人服务中心提出"门诊病人的需求就是我们工作目标"，大到平板车、轮椅，小到血压计、体重秤、免费开水等多种便民措施应有尽有。包括物业公司、保安队、司梯员在内的所有科室都积极参与进来。物业公司主动免费提供爱心雨伞，司梯员笑脸迎接，轻声服务，遇有行动困难的病人，主动扶一把成为常态；门诊保安除维护正常诊疗秩序外，义务做好导诊、指路，协助病人自助机挂号缴费，指导化验单打印，帮助无陪人的病患买饭、打水等。评选活动开展以来，门诊物业、保安、和电梯司梯多人次获评"最佳人文服务明星"光荣称号。

加强门诊管理，病人满意度显著提升

门诊工作纷繁复杂，每一点改进都是微不足道小事，但每一点改进又都是改善病人就诊体验的大事。活动中，门诊部紧扣质量和服务两大主线，将人文评选活动和门诊日常管理紧密结合，两手抓、两手硬，双促进、双落实。

敢于担当，加强门诊管理

一是加强门诊医师管理，提高服务水平。借助三甲复审东风，再次修订了《专家门诊管理规定》等一系列规章制度。严格专家门诊上岗管理，严肃考勤纪律，重点检查了门诊病历质量和检查申请单的规范管理。二是严格医技科室管理，确保诊疗质量。认真按照综合目标制定的考核条款，做好医技科室监管工作。配合医院质控管理，每月进行一次质量安全考核。三是变管理为服务，解决医技科室工作中的实际问题。内镜诊疗科搬迁后，治疗过程中诸多环节需要在不同的楼宇间奔波，给病人带来诸多不便。门诊部坚持以问题为导向，组织多部门协调会，最终实现病人挂号、预约、缴费、麻醉评估和取药一站式服务。

勠力同心，医患和谐结硕果

活动开展以来，服务流程更顺畅了，便民措施更多了，微笑服务更普遍了。病人进入门诊，每一个环节都有微笑，都有问候，都有温馨提示，都有耐心帮助。医护与患者的交流不再冷若冰霜，不再漫不经心，变成了轻声细语、和风细雨。"五声服务"（即来有迎声、走有送声，问有答声、不明白的有解释声、不满意有道歉声）全面推广；分诊护士"10米关注，5米微笑，2米问候"的服务要求得到有效落实。医院门诊大厅再见不到排长队现象，"三长一短"现象有效缓解。到医院办公室和门诊部投诉的少了，送锦旗的多了。身边群众普遍反映到千医看病"很舒服"，越来越多的人选择来医院就诊，截至2017年9月30日，门诊量同比上升25.8%。人文评比活动真正成为门诊优质服务的助推力，人文服务在门诊系统落地、生根、开花、结果，成为医院门诊一道亮丽风景线！

以人为本，做好服务，
不断提升科研管理水平

科研处

　　人文是人类文化中的先进部分和核心部分，即先进的价值观及其规范，其集中体现是重视人、尊重人、关心人、爱护人。简而言之，人文即重视人的文化。"十三五"期间，医院提出要建成临床研究型人文医院。科研和人文是实现这一目标的两翼，科研处紧紧围绕着"建设临床研究型综合性医院"以及"做山东最好的人文医院"的目标，以人为本，用心做好服务，为全院科研人员提供良好的工作环境，促进医院科研快速发展。

| 注重培训，在人文关怀中培养全院职工的科研意识和科研氛围

随着医院发展目标的调整，科研的重要性愈发显得明显，每年科研处都会组织系列科研培训，就如何选题、如何撰写标书、课题申报中的注意事项以及 SCI 论文的撰写等问题进行培训。为了不影响大家的日常工作和临床需要，培训中处处体现人文关怀，尽量将培训时间安排在下午下班以后。培训形式，有集中的全院培训，也有根据科室需要的灵活安排，由科研处安排人员下科室开展针对性科研培训。丰富的培训活动及时解决大家在科研工作中存在的各种问题，明明白白做科研，极大地提升了全院职工申报课题和 SCI 论文撰写的积极性。2016 年全院申报国家自然科学基金 115 项，较 2015 年增长 71.64%。

| 以人为本，不断提升课题申报、科研评奖水平

凡是有课题申报、科研奖项评选，本着以人为本，科研处都会建立相应的微信群方便与申报者沟通，不论上下班，都会及时解答申报人员提出的各种问题，做好课题申报工作。另外，在课题申报、奖项评选时，无论是形式审查还是内容评审，为了让大家少走弯路，科研处都会邀请外审专家进行一对一的指导，针对性地解决大家存在的各种问题，大大提升了课题立项数量。2016 年医院共立项各级有资科研项目 93 项，同比增长 30.99%。

打造公平公正的学术环境，人文关怀每一位申报者

公平公正的学术环境是培养优秀科研工作者必需的，也是科研人文的重要内涵。科研处在日常工作中非常注重这一点，尤其是在课题申报、科研奖项评选、研究生奖学金评选等方面，每一项评选科研处均邀请院外专家进行全面评审和打分，根据分数高低确定最终入选的名单，确保评选结果公平公正。评审的过程也是一个学习的过程，每次评审过程中我们都会邀请所有申报者进行旁听，每一位申报者都能在评审中不断学习成长。

主动服务，为科研人员解决后顾之忧

随着互联网技术的发展，科研大数据为广大科研工作者提供了新的平台和方向，医院经过多年的发展，积累了丰富的原始病历资料，因为法律及伦理方面的原因未能对科研开放。科研处认识到这一状况之后积极联系，咨询医院法律顾问，联合信息中心，制定使用临床数据资源开展科研工作管理办法，只要申请账号就可以利用医院的病历资源，为全院职工打开了一

座科研宝库。

另外，全院科研人员大部分都兼着临床工作，为让他们专心工作，少跑路，科研工作以外的事科研处积极承担起来，如在科研费用报销方面实施签字一站式服务。大家只用把需要报销的单据送到科研处，科研处负责登记、整理票据、会签，报账人员只需拿着单据去财务处报销即可。

| 点面结合，为开展科研工作提供良好的人文科研环境

为了给广大科研工作者提供良好的科研环境，近年来，医院斥巨资打造了公共基础研究平台，购置了 ABI ion PGM TM 台式基因测序仪、ABI ViiATM7 实时荧光定量 PCR 仪、Thermo Forma 700 超低温冰箱等大量先进科研设备，尽量照顾到不同专业的需求。同时为了尊重知识、尊重人才，医院也为学术带头人建设独立的实验室，斥资 2000 多万分别建立了微血管医学实验室和 AD 研究中心。

| 大力改善住宿条件，体现医院对研究生的人文关爱

研究生教育是临床研究型医院建设的一项重点内容，作为山东大学的教学医院，医院十分重视对研究生的培养，处处体现人文关爱。为了让学生安心学习，医院投入 800 余万元为研

究生租赁了宾馆式学生宿舍，每个宿舍都有单独的卫生间，宿舍区购置了齐备的生活家具、网线等必备设施，按照博士2人间、硕士3人间的住宿条件安排住宿，此住宿条件在省内兄弟单位中首屈一指，得到了山大等院校各级领导和学生们的一致好评和赞扬。

　　虽然科研管理工作并不直接面对患者，做好全院职工的科研服务工作也是人文医院建设的重要内容。科研处将继续以人文为本，把广大科研工作者放到主体地位，崇尚医学人文精神，做好科研服务工作，协助大家更好更便捷地申请课题，愉快地做科研，多出精品，从而实现以科研为引领，促进临床发展，早日建成临床研究型人文医院。

转变观念，强化人文教育，培养卓越医师

教育处

近年，医院推动人文医院建设，提出了"做山东最好的人文医院"发展目标。医学教育是"一体两翼"发展战略重要组成部分，在践行医学人文理念、培养优秀医学人才方面发挥关键作用。为此，教育处认真落实医院发展战略，将人文教育融入到临床教学的每一个环节，在树立新理念、开拓新思路、探索新方法等方面做了有益的尝试，取得了初步的效果。

▌ 健全组织、完善制度，树立人文教育新理念

作为山东大学附属医院和首批国家级住院医师规范化培训基地，医院高度重视医学教育工作，推动临床医学教育改革创新。2017 年，医院召开了首届医学教育大会，建立健全了教

学组织机构和管理制度，调整了医院教育管理委员会、毕业后医学教育委员会和临床教研室，制定《教育处教学管理岗位职责》等22项工作职责及《山东省千佛山医院住院医师规范化培训实施意见》等32项工作制度，并明确各级人员职责。各类制度职责，充分体现转变传统的教学理念，树立"以学生为中心"的教学新理念。

| 规范人文通识教育、提高师生人文素养，开拓人文教学新思路

定期安排人文教育讲座

结合临床教学实际，教育处多次组织举办了形式多样、内容广泛的人文专题讲座。邀请山东大学人文医学研究中心专家为全体住院医师和实习生开展了题为《重医学人文素养，做合格人文医生》的讲座，以人文的视角、生动的事例、深入的分析，讲授了人文医学的丰富内容。利用讲座、临床模拟等形式使医学生在情景模式下感受医患沟通、交流、术前谈话、问诊，学生在学习临床知识与技能的同时，接受到人文的熏陶。

教学内容改革

推动人文教育课程改革，突破传统教育的束缚，建立起以人文教育为基础的综合素质教育。在不同学期、不同医疗环境

下由浅入深，开设医学人文教育课程，注重自学与辅导的结合、提问与讨论的结合、案例与辨析的结合。

提高教师队伍素质

教师作为实施人文素质教育的倡导者和执行者，首先要转变传统的教育理念，提高自身的文化素质，重视学生的各种才能，为学生充分发展提供有利条件。其次，在院级层面，医院召开人文医院建设启动大会，对临床带教师资进行人文教育和带教培训。

| 以问题为导向，教学相长、知行结合，探索人文教育新方法

提倡应用 PBL 教学方法

鼓励教师采取以问题为导向的教学法，提高学生学习的积极性和主动性，培养他们发现问题、分析问题以及解决问题的能力，实践与教学活动的融会贯通，最终实现培养高素质医学人才的目标。在人文课程中安排文明礼仪培训、生命教育培训、志愿者活动等。

根据不同任务身份角色，安排人文教育课程

临床教研室和教学基地，将人文教育融入到日常的带教工

作中。根据不同学年的教学任务身份角色，结合学生学习兴趣，以一名实习医师的身份，亲临其境感受医生的权利和义务。通过查房、门诊接诊、病例讲座、医患模拟等形式，帮助医学生进一步提高对职业道德重要性的认识并在实践中加以应用，从而努力提高自身的职业道德素质和文化素质，同时，培养其人文素养的带教能力。对住院医师实行"一对一"带教制度，老师不仅传授医学知识，科室每月定期开展医患沟通能力和技巧、医学人文精神等住院医师人文教育。

重视社会实践活动对人文素养的培养

实践活动是教育教学内容的重要组成部分，鼓励和支持学生参加实践活动。在医院积极开展志愿者活动，学生作为医院的一份子，积极组建"大学生志愿者服务队"，鼓励学生参与医院组织的大型活动，如义诊活动、学术会议等。通过志愿者活动，产生了积极的社会效应，医学生参与其中帮助患者，引导患者就诊，了解患者的病痛。提高学生交流沟通能力，培养医学生爱患者、爱医院、为患者服务、为社会服务的意识。

提高待遇、强化服务，践行人文理念

提高收入，同等对待，尊重人

提高住院医师待遇，保障住院医师正当权益。落实专款专用，对于财政拨款，医院制定发放计划，针对住院医师培训实际情况及时按月全部发放到位。为提高住院医师待遇，医院设立专项经费用于培训基地建设。对社会化住院医师工资给予补助，国家财政补助不足部分由医院补齐，使社会化住院医师享受与本院住院医师同等工资待遇。另外，委培及社会化学员取得执业医师证书后，给予30%行政平均绩效奖，以后每年增加10%。

贴近服务，保障健康，爱护人

教育处主动做好服务。为社会化住院医师统一办理人事档案代理；协助办理执业医师注册；在培训期间可攻读山东大学临床专业硕士学位等事宜。保证学员健康，做好职业防护。保健心内二科规培住院医师因肠胃不适需要进行胃镜检查，科室主任主动帮住院医师联系内镜诊疗科，并提出费用由科室帮助承担；肝病科一名规培住院医师发生职业暴露，因临床操作中不幸被检查针刺伤，患者罹患乙肝、肝癌。医院根据流程立即为住院医师接种免疫球蛋白，做好相应检查，报销相关费用。

关注学习、生活，关心人

医院的本科生教育充分体现人文关怀。根据各医学院校教学大纲及个人意愿编排科室轮转，医院为山东大学实习生提供教室、自习室等学习场所。在临床教育方面，注重临床人文关怀理念的培养,合理安排实习生进入手术室体验学习手术过程。

为社会化住院医师统一办理人事档案代理;协助办理执业医师注册;在培训期间可攻读山东大学临床专业硕士学位等事宜。

为山东大学医学生和社会化住院医师免费提供宿舍,为外单位委派住院医师提供住宿补贴300元/月。医院多次对宿舍装修改造,安装空调、更换桌椅及床铺;安装了热水器;学生宿舍里安装门禁系统;餐厅还设立学生窗口。

| 强化医学人文教育,取得初步的效果

在践行人文关怀的过程中,涌现出一批典型人物和事迹,受到表彰和新闻报道。如近期国家卫计委、中国医师协会围绕住院医师规范化培训工作开展三个"一百"和双"十佳"优秀评选,一人获得全国"住院医师心目中的好老师"称号;两人获得全国"优秀专业基地主任""优秀住院医师"荣誉称号。山东中医药大学两位实习生在千医实习下班后,发现一患者迷路。他们根据病号服判断是本院的病人,立即联系带教老师,通过微信群、服务台、电话等方式,寻找患者所在的病房,整个过程不到30分钟,这期间每一个环节都体现了人文关怀与医学素养。

优良的人文素养是卓越医生必须具备的基本素质,是大医

精诚的基石。在医生的学院教育和毕业后教育阶段，加强医学人文教育，引导医生在职业生涯中形成正确的世界观、人生观、价值观，医生将终生受益。教育处将始终坚持以人为本，转变理念，尊崇我院"视人如己，止于至善"的价值观，在千医这所"人文大学"里，充分体现现代医学人文关怀教育理念，做好医学生人文管理，使他们在宝贵学习实践阶段中，领会人文医学精神，实践人文服务理念。

以人文为统领，以人性为依托，全面推进大质控体系建设

质量控制中心

创新是医院在激烈竞争的市场上求生的法宝，而管理的创新在其中起着非常重要的作用。质控中心在打造"三级质控、四级网络"全面质量管理体系过程中，充分借鉴霍桑试验成果、结合《孙子兵法》《阳明心学》等系列国学知识，以人文为统领、以人性为依托，逐步培养出一批具备"智、信、仁、勇、严"素质的中层管理者、院科两级质控员，助力医院在激烈的市场竞争中实现弯道超越。

▎措施一："三级质控、四级网络"全面质量管理体系建设

医院 2012 年底通过三甲复审，随后重新组建了质控中心。2013 年初，中心着手打造"三级质控、四级网络"体系，每月进行职能部门联合检查。在此过程中，借鉴霍桑试验的人文

启示，针对体系推行过程中遇到的问题，从心理、行为、激励、惩罚等方面多管齐下进行疏导，激活了决策级、控制级、执行级的工作热情，逐渐培养起一批兼具专业技能和管理知识的复合型人才。

三级网络指：一级决策级，即医院质量与安全管理委员会，以院长为第一责任人，其主要任务是对全年质量安全工作进行重大决策，提出战略方向；二级控制级，即由各专业委员会及各职能部门组成的管理队伍，其主要职责是在决策级的领导下进行战术分解，并由各职能部门协助完成与科室的工作对接；三级执行级，即由科主任、护士长、科级质控员组成的科室质量与安全管理小组，其主要职责是将各项工作任务接地，最终达到决策级希望的目标。四级网络指：质控中心抽查、质控中心与各职能部门每月联合检查、科室质控小组每月自控、药医技质控员定期互控。

在此过程中，大力推行 SBAR 沟通模式，它是世界卫生组织所提出的标准化沟通模式，采用 Situation（现状）、Background（背景）、Assessment（评估）、Recommendation（建议）四个字母的缩写，代表一种沟通的理念和逻辑，能够保证紧急情况下信息的准确传递。中心尝试将这种沟通模式运用到行政管理中来，生成模板如下：我在目前负责的进程中遇到了怎样的问题？它是由什么情况导致的？经调研我认为发生问题的主要原因有哪些？我们可以采取怎样的解决建议？等等。

┃ 措施二：职能部门联合检查，提升管理人员履职力

医院将原有针对科室的《综合目标考核责任书》进行修订，融入《等级医院评审细则与实施方案（2011版）》中的重点条款，从医疗安全、教学科研、效率效益、科室管理等四个方面进行分值设定，总分1000分。在科室签订《综合目标考核责任书》之后，中心即刻启动了月度联合检查模式，即：每月上旬——由质控中心牵头带领各职能部门工作人员对科室综合目标进行检查，检查分为外科组、内科组、门诊医技组，三个工作日内检查完毕；每月中旬——各职能部门将检查结果和反馈措施汇总到质控中心，进行为期一周的公示，公示期间质控中心接受科室异议并复核；每月下旬——质控中心将分值交付财务处，由其进行对科室奖金的兑现工作。此措施以时间点为阶段性工作任务，极大提升了管理人员履职能力，加强了其与临床一线的交流合作与服务意识。

┃ 措施三：院领导联合检查，提升精细化管理水平

在每月职能部门联合检查过程中，管理人员与临床人员得以有效沟通，解决了大量实际问题。在此基础上，院党委进一步统一思想认识，对各位院长及院长助理进行调度，划片包干，实行院领导分片管理责任制。遵循等级医院"凡事有责任部门、

凡事有责任人"的管理理念，中心设计出《科室工作整改反馈通知单》和《职能部门工作改进建议单》，并以此为载体，使检查及反馈工作处处有痕迹，促进了医院精细化管理能力的进一步提升。

| 措施四：借助联合巡检，培养起一批兼具专业与管理意识的后备人才

在充分研究新形势下医院管理尤其是全面质量管理的前提下，中心遴选了院级质控员并出台相应的配套政策，完善了医院大质控体系：同大多数医院一样，职能部门人手相对薄弱，很难保证检查人员的全部到位和全程参与。针对这一问题，中心在原有科级质控员体系的基础上进行提炼，遴选并培训出一批高素质的院级质控员协助职能部门，配合双向匿名评价和奖惩措施，顺利解决了这一瓶颈问题，营造全员参与质量改进的氛围，扩大了质量控制的深度和广度。

| 措施五：以激励奖惩措施，提升不良事件上报率

我国古代圣贤提出"求缺能圆"，到后期更引申出"以求缺之心，洞见持盈之道"的哲学理论，这远早于戴明博士推行的"PDCA 循环"。中心一直提倡以求缺心态发现问题，等

级医院复审期间，发现不良事件全年上报率尚不足床位数的10%。针对这一问题梳理原因：医院及科室均无专职人员负责科室不良事件处理、无本土化的不良事件上报制度、员工对不良事件上报意义认识不足。梳理后医院提出对策如下：首先，院级层面及科级层面均设定专职人员负责不良事件管理；其次，制定相关文件及流程并组织大规模培训、提升员工上报意识，提出"鼓励上报、免责上报、奖励上报、可疑即报"的总体原则；再次，将不良事件上报率融入科室综合目标，借助等级医院复审时机规范并持续改进；最后，大力完善搭建不良事件内部报告系统，实行各环节的无缝对接。

职能部门工作人员的基本素质和专业素养，其对政策的理解力、掌控度和执行力在一定程度上影响并推动着整个医院的发展，而充分洞察人性、创造和借助各种可以利用的环境，将达到事半功倍的效果。在整个质控体系运行过程中，决策者用战略眼光布局，中心牵头将职能部门的积极性充分调动起来，并利用一系列政策激励全体质控员，由此而来的种种执行力，助力医院实现弯道超越。下一步，质控中心将继续探索针对职能部门履职力的评价体系，进一步强化这支队伍，使之为医院发展做出更大的贡献。

人文后勤重传承，初心不忘再前行

总务处

"夫医者，非仁爱之士，不可托也；非聪明理达，不可任也；非廉洁纯良，不可信也。"以病人为中心，倡导仁人、仁心、仁术，重拾人文精神，重塑人文形象成为现代医学发展的题中之义。2016年院党委向全院职工发出"崇尚医学人文精神，做山东最好的人文医院"的倡议，启动人文医院建设活动，通过医学人文方面的探索，带动乃至改善全省医疗行业风气。总务处全员参与，转变观念，理清思路，把人文精神内化于心、外化于行，融入各项工作之中。

| 后勤服务破常规，精准高效新常态

物资配送科积极响应医院号召，采取"上午统计备货，

下午送货到病房"的下送模式，实现了对病区的全覆盖；运行保障科通过每周查房，与临床一线面对面交流，及时了解临床一线的需求，为其提供更加优质高效的维修服务；综合科不在"家中"坐等电话上门，而是深入病房一线"要"任务，现场办公，解决了房屋修缮、家具维修、报废、更新等诸多问题。我们还建立了后勤服务微信群，构建了一个沟通、交流、问题上传下达的便捷通道；在工作中不断创新思维，定期利用软件推送《满意度调查表》征求病区、科室意见。各科室主动服务临床一线科室，急一线之所急，想一线之所想，践行了"以临床为中心"的理念，真正做到了"把时间还给医护，把医护还给病人"。

工程建设抓细节，打造人文新空间

通过工程建设的全过程管理，实现人文精神的基本价值理念内化于心、外化于行，把人文真正融入到工程建设的点滴细节中。通过新建大楼规划设计节省资源和能源，例如按照最优效率原则，把护士站设置于病房中间，最大化节省护士时间和体力；征求相关科室意见与思路，优化医疗一线操作流程，例如考虑医务人员工作和生活的方便和合理、残疾人卫生设施等等；在施工中注重对施工单位人员的关怀，例如夏季提供免费绿豆汤、节假日进行慰问等。

| 采购管理勤沟通，满足供需讲质量

为保证物资的质量、环保、安全，总务处对制作家具的木材和钢材、被褥的棉花和棉布、病员服的材质、办公用品、洗手消毒品、劳保用品等原材料提前考察、严格选材，确保原材料优质、环保、安全、舒适。采购前，总务处与特殊需求科室积极协调沟通，与供货商及时沟通，在保证满足科室需求情况下，保质、保量、按时完成各项物资配置工作。

| 服务品牌重提升，保障有力有新意

创造性地提出了"一部电话，服务全院"的口号，凡属后勤服务维修范围的事项皆可拨打此电话受理，实现了后勤服务工作的"一站式服务"。将"一部电话、服务全院"的服务理念根植于后勤人员内心，转变服务意识，引导全员变"要我服务"为"我要服务"，大大提高了日常维修工作的响应效率，赢得了全院职工的好评。2016 年，维修中心团队被省直机关团委授予"青年文明号"荣誉称号。

| 工作技能重培训，不断探索新方式

结合工作实际情况，集思广益，探索适合后勤工作技能

提升的新方式。通过举办技能技术比武、技术革新比赛及业务能力大练兵等活动，形成了"比、学、赶、帮、超"的良好氛围；组织全体职工进行礼仪知识培训并进行考核，着眼培训效果、重在贯彻落实，后勤职工工作面貌焕然一新；通过学习《空巴》《不抱怨的世界》等优秀读物，把工作学习化，把个人的提高变成全员的提高，从而达到局部进而整体的全面提升。

| 食堂工作优服务，定向服务显个性

食堂用更人性化的服务让患者、职工真正感受到温暖。为满足不同就餐者的需求，食堂提供低价菜，保质保量供应；食堂专为职工开辟自助餐区域，方便职工就餐；由于手术人员就餐时间不统一，为提升用餐体验，食堂由盒饭改为手术室内自助餐，保证手术人员随时吃上热乎乎的饭菜；为住院病人提供订餐送餐到床前的服务；在营养科指导下，为特殊病人（如糖尿病、肾病等）提供个性化营养膳食治疗；炎热夏天，在门诊楼大厅、餐厅提供免费绿豆汤。

| 人文素质促提升，工作奉献两不误

通过提倡奉献精神，使"奉献"意识深入人心，调动主观

能动性，遵循共同的价值观和行为规范。后勤人员自发成立志愿服务小组，定期为一些独居的离退休老职工提供水电使用方面的安全检查服务。同时也注重责任担当，在为医疗卫生事业的发展做好本职工作之余，做一些力所能及、有利于社会、广泛发挥正能量的事情，比如每年约40人参加义务献血，每年献血量达1万余毫升。

保障有力，是后勤人的工作信念；服务精准，是后勤人的工作态度；安全高效，是后勤人的工作理念；人文后勤，是后勤人的工作目标。五十余载风雨如磐，五十余载筚路蓝缕。总务处戮力同心，砥砺前行，尊崇儒学，仁心济世，按照"崇尚医学人文精神，做山东最好的人文医院"的发展目标，正努力走出一条千医特色的人文后勤之路。

强化人文管理，开创保健新局面

保健工作办公室

响应医院提出的"做最好的人文医院"号召，保健办把人文管理贯穿到保健工作中，积极探索、扎实工作、无私奉献，开创出保健工作人文管理新局面，出色地完成了各项保健任务，受到广大保健对象及各级领导的赞扬。

Ｉ 人文保健意识的提高是人文保健的保障

意识决定行动，理念成就精彩。近年来，医院取得了巨大的进步和辉煌的成就，但部分医生越来越依赖有形的医学技术和医疗设备，而蕴含于医疗服务过程中的人文关怀却有待提高，人文精神的缺失已成为制约医院医疗事业发展的障碍。通过学习有关文件，大家认识到重拾医学人文精神、传承传统文化的现实意义和迫切需要。保健办是医院的窗口，既是行政管理部门，更是服务部门，不仅要为保健对象安排最合适的专家、检查，也要通过暖如春风般的服务让保健对象宾至如归。

医疗救治能力的提高是人文保健的根本

保健对象是国家和社会的宝贵财富，做好为他们的保健服务工作，意义重大、使命光荣。做好保健工作，首先自身要有过硬的保健能力，检查预防、救死扶伤、力挽生命于濒危，这是人文保健的根本。保健办从提高医疗服务水平入手，从日常诊疗到急诊急救，从治疗到预防，全方位提升医疗保健能力。

随着医院实力的不断壮大，保健对象队伍也在扩大，保健对象的需求也日益提高，医院开创性地提出要建立"大保健"格局，以提升保健医疗水平。保健办人锐意进取，勇于创新，保健向着"更大、更强、更精"迅速扩张。保健床位由原来保健科的120张，扩展到全院各优势专业的498张；由原有的心内、神经、呼吸等5个内科专业，扩展到包括内科所有专业，并扩大到普外、心胸外科等所有外科专业；由原有的保健科，扩大到包括国家临床重点专科（中医脑病专科）以及一大批省级重点专科（心内、消化、神经内、普外科等）；临床专家囊括了国务院津贴专家、泰山学者、卫生部及省突贡专家等一批高精尖人才。经过全院努力，"大保健"格局初步形成，精湛的技术、先进的设备，从硬件到软件上大大提高了医院的保健服务能力，形成了全院"大保健、大协作、大联动"的工作格局，使保健对象得到更快捷、更全面、更专业的医疗服务。近年来，多位保健对象在医院获得及时救治，挽救了宝贵生命。

保健工作，预防为先。医院建立了"治未病基地"，治病于未病之时，开展了中医体质辨识等工作，让保健对象了解自己的体质，选择合适的预防、养生方法；同时不辞劳苦，积极走访各单位，将保健知识普及到每个保健对象。近年组织专家，深入省人大、省政协等单位和社区，举办健康讲座，发放宣传材料，进行义诊咨询，做心电图、测血压、血糖等，普及健康知识，提高自我保健意识。派出急救专家到省人大和省政协进行心肺复苏培训、女性健康知识、女性营养知识讲座等；与省人大老干部处合编、印刷健康知识手册，免费发放到保健对象手中；每年积极参加省卫计委组织的"重阳节"送亲情活动和到贫困乡村义诊活动；组织专家到滨州、菏泽、新泰、淄博等地进行大型健康讲座，数千人次到会。由于内容丰富、组织严密，这些活动受到各单位的高度赞扬。

由于许多保健对象患有慢性病，年高体弱，合并疾病多，病情复杂，病情进展快，治疗困难，保健办将老年保健对象列为重点监测对象，实行全程监护。每年组织精干的医护人员，为其查体，并与近几年的查体结果对比，及时发现问题、解决问题，治病于将病之时，将危害降低到最低。

对急危重症病人、复杂疑难病人，保健办制定了保健对象院内急救制度，开通绿色通道，及时安排住院。保健办对需要多学科会诊者，千方百计协调院内甚至省内外专家会诊抢救。广大医护人员为了抢救病人经常加班加点，周末、节假日专家会诊亦是常事，成功抢救了多位危重的保健对象，他们十分感谢医护人员的辛勤工作，很多人称赞"人文医院就是好"。

┃ 服务能力的提高是人文医院建设的保证

服务能力的提高，有助于医患的沟通、患者的康复，为医院赢得良好的形象。保健办将保健工作与医疗"三好一满意"和"创先争优"活动相结合，认真落实各种便民服务措施，不断加强内涵建设，提升医疗服务质量，打造"人文窗口"，让关怀、关爱之心惠及每个保健对象。

为了使保健对象得到及时、快捷的服务，保健办全程负责协调各相关科室，为患者创造绿色通道。例如保健对象就诊，保健办工作人员提前预约专家、就诊时间，全程陪同。对住院者，每2~3天就到病房看望，及时组织、协调，保证医疗方案的顺利实施。

保健办精心筹划，细化每个就医流程。保健门诊免费供应饮用水、推车、轮椅等，主动替患者记账、缴费、取药；将保健药房设置在内科综合楼出口，使患者就诊后即可取药；保安人员、电梯服务员细心为坐轮椅的老年患者进出电梯提供方便，上下楼扶梯处安排专人服务；协调康复科到床边治疗；为百岁老人、抗战老兵、劳模等送上生日蛋糕和鲜花，使老人充分享受到医院的关爱和尊重。

针对保健对象以老年居多的情况，保健办适应形势，以人为本，积极为保健对象提供优质的医疗。在健康管理中心设立专门的保健对象查体区域，设施先进、环境优雅、服务温馨，充分体现了以人为本的服务理念。2014 年以来，依靠过硬的技术、细心周到的服务，通过积极努力，省委、省府、省人大、政协、省政法委、省工会、省发改委、省国资委多个厅局的保健对象选择千医查体。健康管理中心派出熟悉体检工作流程的医护人员陪检，对行动不便者提供轮椅。体检后，由专家总检，并与既往体检结果对比，做出体检小结，提出防治意见。此外，医院主动派出专家，到各单位登门服务，为保健对象讲解、答疑，进行健康教育和健康干预。

外出保健是一项政治性、组织性、技术性很强的任务。为顺利完成任务，我们保健办专家定期培训，出发前由保健办人员交待注意事项和工作重点。近 3 年共完成保健任务 100 余次，不怕苦累，一丝不苟，受到领导的好评和肯定。每年"两会"保健任务，时间长、任务重，保健办克服困难，择优选派医护团队，做好预案，24 小时值班。会议代表就诊，迅速启动绿色通道，保证代表的救治。医院近年来圆满完成了"中国第十届艺术节""第22届国际历史科学大会""省抗日战争暨世界反法西斯战争胜利70周年纪念大会"和"省十一次党代会"等重大活动保健任务。

正是坚持"用心做事，精益求精"的人文精神，近年医院保健工作成绩斐然。2013年保健科成为省重点临床学科；2014和2016年医院获山东省保健工作先进集体称号，10余名医护人员先后获省保健工作先进个人称号；2015年保健办被省老龄委授予"敬老文明号"先进单位。

把人文精神
渗透到安保工作中的每件小事

保卫处

全球著名的医疗圣地——梅奥医疗中心对保卫人员的地位和作用是这样描述的："他"是患者进入院区后第一眼见到的医院工作人员，"他"对患者的第一印象将影响患者在整个诊疗过程中的心情；"他"是患者离开院区时最后一个与患者说再见的医院工作人员，"他"对患者的最后印象将决定患者本次诊疗过程是否完美，同时也将影响患者下次来院的意愿。

这充分体现了医院安保人员在整个诊疗过程中的重要作用。尽管保安在医院内属于"非核心"部门人员，但其在人文医院建设过程中的作用同样不容忽视。近几年，保卫处结合医院实际，积极打造一支符合"人文医院"建设要求的"人文保安"队伍。

Ⅰ 统一思想、提高认识，让保安人员发自内心的认同——是做好人文保安的思想前提

人文，其集中体现是：重视人、尊重人、关心人、爱护人。

人文保安就是要求安保人员懂得尊重患者，知道关心患者，善于帮助患者。由于种种原因，很多年轻人不愿意干保安，导致现在很多医院的保安队伍老龄化十分严重，文化水平比较低，整体素质不高。要想使这样一个群体成为一个懂得尊重患者、知道关心患者、善于帮助患者的人文保安队伍，唯有先去关爱他们、尊重他们，提升他们的主动性和激发他们对岗位的热爱，方可实现。

在实践中，医院高度重视提高保安人员对单位的认同感和归属感。在薪酬待遇方面，医院将保安与后勤其他工种一致看待。在举办各种文体活动时，医院专门安排让保安参与，避免了其他职工参加活动而保安做"看客"（值勤）的现象。这样，极大地增强了他们的参与积极性和主人翁意识。同时，在工作中开展了形式多样的教育活动，培养保安人员的奉献意识，点燃他们的工作激情，让他们感受到自己并不是"低能人"：他们有能力帮助别人，还有很多人需要他们的帮助。这样重塑了他们的工作信心，强化了他们做好人文保安的思想基础。

｜ 强化培训、提升素质，让保安人员掌握人文建设基本内涵——是做好人文保安的根本保证。

没有服务的能力，只有服务的想法，一切皆为空谈。为做好"人文保安队伍"建设，保卫处在工作中特别注重锻造保安人员过硬的服务技能，树立良好的形象，为患者提供优质服务。

在语言规范、行为规范方面，要求保安人员对待来院患者语言文明、举止大方、着装规范、仪容整洁。在服务规范方面，每周对保卫人员进行岗位职业教育，做到"内心"真正合格。每周二定期为保安人员进行岗位职业道德教育和"家"文化培训，培养全体保安人员的奉献意识和敬业精神。在服务能力方面，采取课堂授课、模拟演练、现场纠正等方式方法加强培训，让保安人员做到知行合一，使他们每个人都能胜任本职工作。

┃ **抓好日常、从小做起，将人文精神融入保安工作每个细节——是人文保安的最好体现。**

保安在自己工作岗位上没有惊天动地的大事，他们所能做的就是在自己的岗位上默默奉献，既是安全员，也是引导员，又是服务员。做到保一方平安，服务每一名来院患者。

他们每天看见患者时，一句充满关怀的"您好，请问有什么事可以帮您"，瞬间拉近了患者与医院的距离。每当有行动不便的患者进入医院时，他们会很自然的主动上前扶一把、送一程，帮助患者掀掀门帘，协助患者在自助挂号机上挂号。

每当急救车急促地停在急诊室门口时，第一时间看到的是保安人员协助急诊医护人员把急救病人推入抢救室，陪同患者做大型设备检查。每当患者离开医院时的一句"您慢走，路上注意安全，祝您早日康复"，让患者感受到了医院的关爱。

他们每天正是这样从一件件小事做起，从一点一滴做起，赢得了患者的好评与领导的肯定。

2017 年 7 月份，网友"追风的老杨"在其微信上发表了一篇《我去千佛山医院看病》的文章，在网上引起很大反响。文中讲述，"老杨"在医院打点滴时身旁坐着一位衣着褴褛的患者，这位患者因为疾病，智力也受到了影响。见此，医院的两位保安拿了包子让他吃，又为他倒了一杯温水……"我在其他医院很少看到保安有这样的服务意识，他们大都把自己当做维护秩序的人员。"这就是"老杨"——一个普通就诊患者对千医保安的评价。

要建设好一支"人文保安队伍"，关键是从日常做起，从小做起，将人文精神融入保安工作每个细节。保安的文化素质虽然参差不齐，但思想境界要高。当他们遇到需要帮助的人时，他们会积极上前，他们的行动是那样的自然，不需要任何准备。

这就是千医保安的人文精神，从一件件小事做起，从自己身边做起，将关心人、爱护人、帮助人的服务理念转化为每名保安人员的自觉行动。

以人文情怀做好老干部工作

离退休人员处

离退处把贯彻落实《中华人民共和国老年人权益保障法》《国务院关于加快发展养老服务业的若干意见》和《关于进一步加强老年人优待工作的意见》，与医院开展的争创人文医院有机结合起来，使党和政府的关怀与院党委的人文情怀融为一体，取得了相辅相成、相得益彰的良好效果。

∣ 政治上搞好人文关注

依托 5 个离退休党支部，定期召开全体支部委员会议和离退休人员座谈会，认真贯彻落实党的十八大和十八届三中、四中、五中、六中全会精神，以开展"两学一做"学习教育为抓手，注重政治引领，调动全体离退休共产党员发挥先锋模范和示范表率作用，使他们了解时事政治、关心医院发展，为我院快速发展建言献策，释放正能量。充分发挥老干部党总支和党支部的作用，教育老同志做到自我管理、自我教育、自我帮助、自我服务。通过组织生活使老同志们思想观念更新，组织观念增强，心情舒畅地安度晚年。

| 组织上搞好人文关怀

医院现有退休干部职工 516 人，70 岁以下具有副高级职称的专业技术人员 152 人，占 29%。其中不乏各个专业有较高造诣的专家学者，更有大批身体好、精力旺盛、时间充沛的医、护、技方面的专业技术骨干。为使老干部发挥余热，院党委因势利导，于 2014 年 3 月 24 日，正式组建了"夕阳红志愿服务队"。志愿服务队始终秉承"奉献、有爱、互助、进步"的人文理念，热情服务患者、真情回报社会。每个工作日，大家准时上岗，认真接待前来咨询的就诊患者和家属，不厌其烦地解疑释惑，真正实现"老有所为、老有所乐"。志愿服务队成立 3 年多来，志愿服务 5500 多小时，接受问医、问药、就诊、导诊咨询近 16 万余人次。在千医门诊大厅，红色袖章已经成为患者的求助目标，白发志愿者已经成为门诊大厅的一道靓丽的风景线。

┃ 精神上搞好人文关爱

在全院医疗用房非常紧张的情况下，医院拿出新建成的综合服务楼三楼，共计 820 平米作为老年活动中心，充分体现了院领导和广大在职职工对老同志的人文关爱。为了给大家营造一个温馨舒适的活动环境，离退处充分听取老同志的意见和建议，合理安排各个房间的用途。现在的活动中心，宽敞明亮，整洁舒适，通风好，布局好，娱乐设施完善。走廊的墙上挂满了离退休老同志自己的书画作品，展示了老同志们深厚的文化底蕴，每天到这里的老人络绎不绝，大家读书、看报、交流养生心得，畅谈退休美好生活。积极参加上级组织的各项活动，在省卫计委组织的大型文艺演出和老干部运动会上屡屡获得一等奖和总成绩第一名，极大地丰富了老干部的文化体育生活。同时根据老同志的身体条件，适时就近、就地安排太极拳、葫芦丝、书法、绘画、摄影、钓鱼等形式多样、丰富多彩的文体活动，愉悦了离退休人员的精神生活。进一步梳理原有报刊资料，重新有选择地订购了报刊书籍，满足了老同志的阅读能力和阅读需求。联系片警为老干部免费订阅了《人民公安》杂志，以便增加老年人的法律知识，增强老年人自我保护意识，提高老年人防诈骗、防盗能力。

| 生活上搞好人文关照

根据有关规定，积极落实好老干部的各项生活待遇，把院领导和全院职工的关怀及时传递给老同志。一是积极协调有关部门给离休老干部增发生活补贴；为全体离退休人员申请重阳节节日补贴，发放春节慰问品和生日蛋糕卡。二是为退休人员办理老年活动证和老年大学报名手续。三是坚持做好日常性家访和重要节日走访。离退处每年走访探望老同志约 60 人次，认真倾听他们的心声，力所能及地为老同志解决一些实际困难，受到了大家的好评。四是协调安排全体离退休人员每年进行健康查体。五是积极为离退休的困难党员和群众申请慈善救助。六是每年组织离退休人员近郊游，让老同志们走出家门，动起来，乐起来，领略大自然的秀丽景色，放松心情，锻炼身体，增进交流与沟通，使老同志们真真切切感受到组织的人文关怀。

践行人文关怀，温暖参保患者

医疗保险管理处

　　医院的人文关怀对于提高医保服务质量，建立良好的医患关系有着重要的促进作用。如何在医保服务与日常管理中融入人文关怀成为首要问题。医保办结合省市医保政策，弘扬关爱人、关心人、关注人的人文服务理念，积极落实各项便民利民制度，树立社会认可的人文品牌、服务品牌，努力让医患双方感受到人文的温度和服务的温暖，将人文关怀渗透到医保业务全过程。

| 省内率先推行了社保卡代替就诊卡，实现了省医保的诊间结算工作，提升参保患者就诊体验

医保办克服了工作人员较少、服务场所狭小、服务群体复杂等困难，在相关部门的配合下，发扬"干事创业、敢于争先、勇于担当"的精神，整合医保审核窗口，重建医保审核结算流程，率先在全省全面推行了统一用社保卡作为就诊卡的就医模式，妥善解决了省直参保患者一人多卡、不利于管理和方便就医的实际问题。

随后，为了优化参保患者的服务流程，提升参保患者的就诊体验，借助互联网技术，拓宽医疗服务模式，重点优化就诊过程中的挂号和交费环节，率先在省内开展省社保卡的诊间结算工作。"边诊疗、边结算"，期间对省医保费用进行智能审核，整个扣费环节仅仅需要 10 秒左右。患者在扣费成功后可以直接去药房取药或者进行检查，不需再到人工窗口排队缴费。经过测算，诊间结算的实现平均节省每位患者 30 至 50 分钟的排队等待时间，得到了患者的一致好评。目前，市医保的诊间结算工作已完成测试，逐步在全院范围内推进。

| 落实市医保门诊统筹政策，解决参保患者门诊就医问题

医保办配合济南市人社局增设我院为市医保门诊统筹定

点医院的部署，弘扬关爱人、关心人、关注人的人文服务理念，积极落实门诊统筹政策，执行《国家基本药物目录》，并将一般诊疗费、基本的检查检验和治疗项目纳入支付范围，解决参保患者门诊就医问题，减轻参保患者就诊负担。专门设立定点签约咨询服务窗口，在政策解读上，给予详细的解释与宣传，让参保患者充分了解惠民政策。以病人为中心，不断发掘和满足患者的内在需求，将医保服务提升至更完美的境界。

启动省内大病特药的备案报销程序，减轻大病患者医疗负担

山东省自 2017 年 1 月 1 日起，对大病保险 18 种靶向药按照一定比例给予报销。根据社保局要求，医保办认真执行有关管理规定和要求，加强安全管理。医保办安排专人负责，合理推荐特药责任医保医师，进行规范化政策培训；耐心解答参保患者的咨询，指导参保患者申请特药待遇资格，对备案报销流程进行解释，尽可能地减轻患者对医药大额费用承担问题的顾虑。这类患者非常感谢政府给予的报销政策，也非常感谢千医为他们提供的人文服务与热情帮助，这不仅体现了千医人的人文价值观，也体现了千医人的综合素养。

▌率先在全省实现了跨省异地就医直接结算，使异地患者能够享受到异地就医出院直接结算的便利

2017 年 1 月，医院成为山东省首批接入全国跨省异地就医结算系统的定点医疗机构。接到任务后，医保办在相关部门的协助下，以社会需求、患者满意、和谐医院为导向目标，想病人之所想、急病人之所急，短时间内完成了信息系统的对接测试，正式接收跨省就医患者入院。并于 2 月 27 日首先完成了第一笔联网结算。截至目前，统计共结算全国联网病人 20 余人次。跨省异地就医直接结算的落实，减少了患者住院报销时居住地、就诊地两地来回跑的现象，使异地患者能够享受到异地就医出院直接结算的便利，简化报销流程，有利于提高参保患者对医疗服务的获得感和幸福感，最大程度上满足了患者的需求。

▌加强与合作医院的沟通联系，切实做好医保转诊服务工作

在医院对外合作办公室的组织领导下，加强与合作医院的沟通联系，积极宣传医保政策，输出千医特色管理，推动合作医院人文建设。积极做好合作医院转诊患者的服务工作，由专人在医保门诊对合作医院的转诊患者进行登记，并告知相应的减免费用，使患者真正感受到合作医院带来的优惠政策，在病情稳定后，建议患者转入当地医院进行后续治疗，提供双向转诊服务。同时，严格掌握参保患者转诊转院标准，为确因医疗技术和设备条件限制需转往异地诊疗的参保患者及时办理转诊转院手续，保障参保患者的就医需求，维护其合法权益。

| 做好医、保、患沟通，构建和谐医保氛围

在实际工作中，以人为本，为形成积极向上、健康和谐的文化环境，营造干事创业的良好氛围。一方面做好与医保管理部门的沟通与协调，相互配合、相互促进，让医保管理部门了解医院，了解影响医疗费用的客观因素。另一方面自觉接受医保管理部门和广大参保患者的监督和指导，提升医院内部管理的规范化和专业化。对医保政策执行过程中遇到的困难及医保管理部门的考核评价进行分析，对于存在问题的科室，及时与科室负责人沟通，了解患者情况，帮助分析原因，提出合理化建议，与科室进行共同管理。同时，吃透相关医保政策，做好医、保、患三方的桥梁沟通工作，研究符合医院实际情况的办法和措施，更好地落实医保政策，更好地为参保患者提供优质高效的服务，以获取三方共赢的和谐医保局面。

情系员工，构建群众满意的人文医院

工会

习近平总书记在全国卫生与健康大会上指出："要把人民健康放在优先发展的战略地位，努力全方位、全周期保障人民健康，为实现中华民族伟大复兴的中国梦打下坚实的健康基础。"面对新形势、新任务、新要求，省千医作为基层卫生单位一直在做出新的努力，"建设山东省最好的人文医院"的设想在全省卫生系统中被率先提出并付诸实践。而"建设山东最好的人文医院"赋予了其新形势下新的内涵，情系百姓、善待患者、厚德怀仁，这是当下的主流，是对传统优良作风的高度凝练和集中概括。

如何将这些内涵要求转化为医院内广大职工的努力方向和行为准则，从而使大家通过人文医院建设，更加严格地要求自己，不断提高思想素养和职业道德水准，使自己的能力和素质更加适应新时期医疗卫生事业发展的需求，也就成为院工会认真思索并付诸实践的课题。

┃ 抓素质教育培训，提高队伍人文素养

随着近几年医院快速发展，医院业务规模迅猛增长，患者就诊量日益增大，医务人员的整体服务能力水平也面临着一系列的考验。可以说，医院每个部门、每个岗位都是"窗口"，每位干部、每位职工都是"形象"。为此，每年医院工会都要进行职工素质教育专题培训。结合人文医院建设工作，院工会分别请山师大、山大教授，从"人与仁"的人文角度，"用心来传达有温度的声音"，"如何应对不同表现类型的患者"以及"应避免的沟通问题"等方面，对广大医务人员进行专题培训。启动大家人文从自身做起、从现在做起、从身边的事做起的内在动力，不同岗位、不同人员实现人文素质教育全覆盖。

秉承医道乃"至精至微之事"，习医之人必须"博极医源，精勤不倦"的理念，今年，院工会又组织开展了"医护人员的匠心精神"专题培训。结合卫生行业的特点，培训将原理、知识巧妙融于典型案例当中，使广大职工感触颇深，引发了大家的深思、感悟和身体力行。医者匠心于行，承生命之重，这种专注耐心、严谨不怠、追求卓越的"匠心"精神将在千医不断

地传承、发扬，并且蔚然成风！

┃ 树身边先进典型，激发职工大爱之心

院工会多年来一直比较注重职工身边先进典型和品牌效应的带动作用。在医院提出"做山东最好的人文医院"思路后，院工会更是主动引导大家在各自岗位上更好地发挥自主创新能力，发挥人文素养和职业特色优势，努力为患者提供符合人文医院建设标准和要求的各项服务。

近两年，急诊室等多个科室申报"巾帼文明岗"获得审批通过，多位同志被授予"巾帼文明标兵"荣誉称号；心内科、病理科各有一位同志获"全国医德标兵""全国五一劳动奖章"……品自质出、赞自誉来，通过树立身边的这些先进典型，引领广大职工珍爱声誉、珍惜形象，着力倡导岗位人文管理，推行岗位特色服务，努力以点带面，打造一批人文服务亮点，进一步彰显行业特色、弘扬天使风采，以平安和谐、高效优质的行业形象展示了"人文医院"建设的丰硕成果。

┃ 开纳谏之门，解决职工人文诉求

"人文医院"建设，涵纳的另一重要意义在于对职工自身的人文关怀。换句话说，这是人文医院建设的应有之义。

医院每年通过召开职代会、职工代表座谈会等形式，畅通信息渠道，扩大意见建议来源。每年职代会后，院工会都要将职工代表的意见建议进行梳理、汇总后分为相关几大类问题，一周之内，提交院长办公会予以研究解决。尤其是对职工反映集中的、关系职工身心健康、解除职工后顾之忧的具体问题、意见和建议，如：职工食堂饭菜供应时间延长的要求；对夜班医生、护士实行刷卡送餐服务的建议；对部分职工上下班电动车、自行车等集中存放、集中管理的问题；对职工健康查体项目的调整问题；缓解职工工作、精神压力等等。医院一贯秉承一线职工的事无小事的原则，要求各职能部门，无论各项工作任务多繁重，必须坚持转变工作作风，提高工作效率，快速反应、积极应对。对问题不能推诿，对工作必须落实到位。全院职工的问题解决了，情绪理顺了，心情舒畅了，反过来也增强了人文医院建设的吸引力、说服力和感染力，增强了职工对人文医院建设的理解度和认可度，并积极参与、自觉践行"人人都是人文千医建设的一面旗帜"。

人文医院建设已经走过第二个年头，可以说这是千医内部一次广泛的超越自我的修行与提升。全院职工以"我是人文千医一分子"的要求去做好各项工作，大家的工作热情被激发出来，大爱之心被焕发出来，最大努力地增加了医患之间的和谐因素，最大热情地为社会大众提供健康服务，医院的行业形象和工作成效上都有了新的改善与提高。

　　"问渠哪得清如许，为有源头活水来。"广大千医人以一种不满足于当下的姿态，不断地为医院、为医疗卫生行业的改革与发展注入新的活力。相信千医的明天无须赘言，只须见证！

监督服务并重，推动内部审计全覆盖

审计管理办公室

    审计管理办公室以人文管理理念指导内审工作精细化开展，积极服务医院发展大局，以"强管理、防风险、促发展"为目标，以"事前防范、事中监督、事后补救"为出发点，不断完善和发展内部审计服务职能，实现内部审计职能从"监督型"向"监督与服务并重型"的转变，密切关注医院发展中的薄弱环节和潜在风险，推动内部审计监督全覆盖。

| 以内部审计工作促进医院改善管理

    "为流程把脉、向管理献计。"审计办不断创新内审工作理念，拓宽审计领域，从以监督为主转向监督与服务并重，从传统财务审计监督向管理审计、内部控制领域拓展，以防范风险、强化管理、提高效率为目的开展内审工作。在日常工作中，审计办重心下移、贴近临床一线，积极向总务处、设备科、药学部等资金支出部门宣传风险管理和内部控制理念，会同相关部门梳理相关业务流程，查找内控薄弱环节和制度漏洞，研究提出改进管理的可行性建议。各部门合规经营的意识不断提高，改变了过去那种认为内部审计仅仅是来查问题、挑毛病的观念，变被动接受审计为主动配合审计，重视审计建议的落实。定期对经营薄弱环节和风险高发领域就财务收支、目标绩效、政策落实等方面开展专项审计和评价，确保财务记录真实完整、日常经营合规和医院发展战略得到落实。近年来审计办对食堂经营、科研经费使用、相关外包业务、信息化建设等方面开展专项审计，对运营管理的薄弱环节进行风险预警并提出可行化建议，最大限度降低医院运营风险。

| 以内部审计工作监督医院合规运营

监督始终是审计最基本的职能。审计办不断完善内部审计工作制度，建立了一整套科学规范的内部审计和监督流程。将审计监督工作适当前移，以"事前防范、事中监督、事后补救"为出发点，开展全过程监督审计。审计领域涵盖经济合同审计、工程预决算审计、经济责任审计、财务收支审计等环节。

事前环节，严把合同签订关，对合同标的、价款结算、权利义务等重要条款认真审核，对不合理条款及时进行修改完善；积极参与设备参数论证和市场调研活动，加大招投标监督力度，确保招标程序合法合规，中标企业和产品满足医院需求。2011~2017 年，共参加招投标、设备论证、市场调研、竞争性谈判等活动 660 余次。事中事后领域，积极开展财务收支审计和工程跟踪决算审计，严把工程量现场核实、定额套用、取费程序、材料差价等关键环节，确保每项结算准确合理。对所有工程施工进行现场拍照、现场测量，为工程量审计尤其是隐蔽工作量审核提供准确依据，避免虚增重复计算工程量来增加造价。

以内部审计工作服务医院快速发展

近年来，医院发展驶入了快车道，经营规模不断扩大，重点基建项目快速推进，儿科诊疗基地暨医技手术中心楼、综合服务楼、内科综合楼等重点基建项目相继投入使用，项目工期短创造了千医速度，保障了医院的持续快速发展。为确保重点基建项目按时完工，审计办不等不靠、提前介入，及早选配了造价咨询公司进驻现场开展工作，多次召开项目协调推进会，积极参与材料市场调研、招投标监督、工作量测量、合同签订等环节的监督活动，保证在项目快速推进的同时，及时发现风险隐患和纠正违规问题。积极开展现场跟踪审计和竣工后决算审计，将监督环节前移，按照事前审核、事后审计的程序，除了部分事项先行招标、完工审计外，做到工程建设所需项目、物资随时发生、随时审计，发现问题隐患及时纠正，在保证项目建设快速合规推进的同时，不让乙方因工期紧等理由提高造价。此外，每年年末出具审计报告，就医院财务收支、预算执行、项目审计、物资采购和合同执行等方面进行分析监督，查找短板，提出建议，助力医院发展目标实现和各类重点工作贯彻落实。

以人文关怀为引领，营造和谐发展氛围

纪检监察办公室

人是一切事业的根本。加强医院党风廉政建设，发挥党组织的政治核心作用和党员的先进性，只有采取有效的人文关怀措施，将对党员、员工的关爱上升到战略高度，落实到日常工作、生活之中，形成长效机制，实现常态化运行，才能让党员、员工真实、长久地感受到组织的温暖。也只有这样，才能谈调动党员、员工的积极性，发挥党员的潜能，营造充满关爱、健康向上、求真实干的和谐氛围。

┃ 将人文管理融入到纪检监察日常工作中

纪检监察工作应密切联系群众，倾听群众意见，接受群众监督，依靠群众开展好纪检监察工作；接待群众来访要热心、耐心、细心，并做好详细记录。要按政策规定回答和处理来访者提出的问题，认真做好疏导教育工作。接访不但要关心来访群众所提的问题，还要关心来访者的自身情况、家庭情况、工作状态、工作环境等，了解来访者的基本诉求，追踪相关问题的解决情况并及时反馈，让来访者充分感受到组织的关心关怀。

| 将人文学习融入到纪检监察队伍建设中

纪检监察人文建设应充分学习儒家文化，"观乎人文，以化成天下。"儒家文化历来注重"化"的巨大作用及其深厚的人文精神。提升纪检监察人员人文境界，关注人的思想、心理、精神，设计、制定、实施纪检监察人喜闻乐见的文化，营造尊重人、理解人、培养人、提高人的良好氛围，增强纪检监察人自我管理、自我完善、自我发展、自我提高的意识，提升队伍的整体素质。

| 将人文关注融入到预防教育工作中

加强和规范医院廉政教育，提高全体党员、干部的政治素质和廉洁从政、廉洁从医、廉洁自律意识，不断增强干部职工

128

的党性党风党纪观念和拒腐防变的能力。为防止从思想上的滑坡而导致行为上的违纪，必须坚持教育在先，防范在前，把思想教育作为拒腐防变的基础性工作来抓，着力提高思想教育的经常性、针对性和实效性，努力筑牢思想道德防线。在教育的内容和方式上丰富多样，廉政教育要紧密结合医院工作的特点，坚持理论联系实际、集中教育与自我教育相结合、经常性教育与专题教育相结合的原则，力求灵活多样，生动活泼，寓教于乐，注重实效。如：学习上级有关廉政建设的讲话、文件和会议精神；坚持以电教化教育的形式，经常组织全院党员干部观看廉政教育影像资料；组织全院党员干部参加廉政专题教育培训；聘请省内外有关部门的领导、专家做专题报告，讲解和分析当前反腐败和党风廉政建设的形势；适时组织党纪、政纪条规等廉政知识书面或现场知识竞赛。广泛深入地开展理想信念教育、纪律作风教育、道德法制教育、科学文化教育，增强政治意识、大局意识、责任意识和法纪意识；针对思想状况特别是苗头性、倾向性问题，以及不同部门特点和工作的薄弱环节，开展树立正确的世界观、人生观、价值观教育。

将人文关怀融入到违纪人员重塑改造中

主动关心违纪人员的重塑过程，重点关注他们的思想状态和生活状态，从思想上关心，确保在政治认识上与党中央保持一致，不能让任何一个人掉队。充分了解他们的内心情感，情感关怀会让违纪人员能始终感觉到组织的关怀和温暖。同时把人文关怀延伸到家庭，充分发挥家庭成员的亲情感染作用。某种程度上，家庭关怀会给违纪人员更大的触动，更有利于他们的重塑改造。

信息化"助阵"医院人文建设

信息中心

挂号、就诊、开医嘱、化验、取药、手术……通过对这一个个环节的流程再造，信息中心始终把患者放在第一位，做好医生帮手，发展智慧医疗，助力医院人文建设。

┃ 再造就医流程，贴心服务患者

五种预约方式，让挂号不再难

患者来到医院，头一件事就是挂号。为了减少患者排队等候时间，医院开通了现场预约、电话预约、网站预约、手机预约、门诊自助设备预约等 5 种方式，不同患者人群可以根据情况选择。而且所有预约方法，都针对统一号源，实现提前 7 天预约。还投放到各楼层 125 台多功能自助设备，只要动动手指，就可轻松实现自助预约、挂号、缴费、取化验单、住院押金缴纳、费用查询等服务。

医保诊间结算，让患者少跑腿

除了挂号，患者在医院耗时比较久的就是缴费环节，医院开通了就诊卡储值、医保诊间结算、手机支付、自助设备支付等多种缴费途径，尽可能减少患者往返收费窗口排队等待时间。

信息中心还联合收费处、医保办、社保软件厂商、HIS 厂商等相关单位和部门，经过 3 个多月的艰苦公关，通过对省直医疗保险结算平台、医院信息系统的改造，让患者可以在医生开立医嘱的过程中通过多功能读卡机进行医保结算和扣费，整个过程仅需要 10 秒左右。经过测算，诊间结算的实现能够平均节省每位患者 30 至 50 分钟的排队等待时间，得到了患者的一致好评，《大众日报》《齐鲁晚报》等省内多家媒体也先后进行报道。

发展智慧医疗，减少人为差错

随着儿科诊疗基地暨医技手术楼的启用，医院也迎来了首台导医机器人。导医机器人利用人工智能和语音识别技术，根据触屏或者语音识别进入导医模式，可随时为患者提供咨询，同时也大大减轻了医院的人力成本。

医院还启用了门诊自动摆药机、智能药柜等智能设备和系统，患者完成缴费后，系统自动将所开立药品信息传输到自动摆药机，在患者走到药房之前完成预摆药，只需一次刷卡即可完成药品的核对和发放，减少了患者等待时间，同时避免了人为差错。

I 当好医护帮手，提高医疗质量

电子病历更好地体现了规范化理念，提高了医院的医护质量

医生站系统、护士站系统、PACS、LIS、桌面管理、电子病历、合理用药、病历质量控制、移动医疗护理、消毒供应室管理、手术器械追溯、抗生素管理、临床路径、处方点评、传染病上报、院感管理、病理管理、重症监护系统、血库管理系统、手术麻醉系统、手术行为管理等信息系统的缺陷提醒、危机控制、督导反馈、过程追溯、输液核查、检验核查功能，把医院各项业务工作流程全部纳入了规范化、制度化轨道，实现了闭环管理、过程控制、过失追溯等一系列临床信息化管理手段，正在帮助医院更好地为患者服务，提高了医院的医护质量。同时，耗材跟踪、全成本核算、绩效管理等手段也正在帮助医院实现更精细高效的管理。

移动护理，医疗流程全追溯

为提高医护人员的工作效率，医院在内科综合楼 24 个病区开展了移动护理业务的建设，投放移动护理查房车 48 台，PDA144 台，以无线网络为依托，通过移动 PDA 终端和平板电脑，将医院信息系统和移动终端连接，让医护人员可实时查询病人信息、医嘱信息、检验、检查报告等。

通过将二维码标识技术应用于腕带、药品、检验标签，实现了整个医疗流程全追溯，减少了医疗差错的出现，真正实现了药品、检验、检查、输血、手术、护理治疗的闭环管理，提升医疗质量与安全效率。

智能化手术，医患沟通更便捷

医院36个手术间全部实现了影音数字化，其中两个复合手术室更是配备了世界上最先进的影像设备，帮助医生完成高风险手术。数字化手术室可以协助医护人员进行全景监控，实时提供患者静态和动态的影像显示，为手术医生提供了有力的术中诊断依据。

手术间医护人员通过监控系统，可直接与患者家属进行交谈，方便家属及时了解患者术中状况，缓解家属焦虑并解答疑虑。该系统还能自动完整保留术中影像资料，以备科研统计和医疗举证之用，有效减少医疗纠纷的发生。

人文医院建设已经融入医院发展战略，融入医院每一位工作人员的行为之中。服务永无止境，信息中心也将和医生、患者加强沟通，不断改善信息化水平，为人民群众提供更加优质、满意的诊疗服务。

提升物业服务水平，
为人文医院建设扬帆助力

病房管理办公室

　　随着近几年的快速发展，医院人文建设日益凸现出其重要性。人文是指人类文化中的先进性、科学性、优秀性、健康性的部分，其集中体现为"重视人、尊重人、关心人、爱护人"。简而言之，就是"以人为本"。人文，首先是一种思想、一种观念，同时也是一种内化于心的习惯。讲起来容易，但做起来却并非易事，需要我们勤勤恳恳的付出，需要我们默默无闻的坚守。

　　2016 年 5 月，在医院科技促进暨人文医院建设动员会上，院党委向全院职工发出"做山东最好的人文医院"的倡议，至今已经一年有余。病房管理办按照院党委要求，认真加以贯彻和落实。日常工作中，力求做事有计划、有章法、讲效率、讲细节、讲人文，如火如荼地将人文素养融入到物业服务的各项工作中去。

I 人文理念，内化于心

要想在日常工作中把人文精神落到实处，首先要做的就是换脑子、树理念，把人文理念内化于心。物业人文建设的成败，关键在于所督导的物业公司员工，是否能在日常工作中按照人文医院的要求做事。为此，病房管理办首先对物业公司全体员工进行系列人文理念的培训与传播，使物业员工对医院建设"山东最好的人文医院"的精神内涵有了更进一步的认识和理解，让人文理念在物业公司全体员工中生根发芽。

为确保人文精神在落实中不走过场、不走形式，实实在在的扎根千医物业人心中，病房管理办组织科室人员及物业公司管理者，对人文医院的理念进行了深入学习和广泛讨论，切实把人文落实到日常工作方方面面，让病患感受到千医无处不在的人文关怀。在日常质量巡视中，要求物业公司管理者反复宣传人文精神，在全体物业人心里播撒下"人文千医"的种子。

I 突出人文，打造品牌

病房管理办结合"两学一做"，立即行动起来，倡导人人争当人文实践的排头兵，围绕"做山东省最好的人文医院"主题，多措并举，为医院的改革与发展扬帆助力。

举办全员人文专题培训

病房管理办公室首先举办了"共同提升服务理念、携手打造人文千医"专题讲座活动，物业公司员工全部参加。通过专题培训，使物业员工对我院人文建设的内涵有了更新的认识和理解，更加激发了物业员工热爱千医、热爱千医文化的情感。

开展树形象"比学赶帮超"活动

自医院人文建设启动以来，每年开展物业员工岗位"比服务、比质量、比口碑"树形象活动。借"做山东最好的人文医院"的东风，同时开展了"三做一争"活动，即做合格经理、做合格主管、做合格员工，争创医院物业优秀标兵，将人文建设气息融入到物业各项服务中，真正让患者感受到千医是全省卫生系统一个名副其实充满爱的人文医院。

打造服务亮点，树立服务品牌

树立人文电梯服务品牌。新老物业项目交接伊始，病房管理办连续两次召开人文电梯服务专题会。病房管理办公室打造亮点，突出人文，做医院最好的人文电梯。连续举办三期人文电梯系列培训班，物业50名司梯员及项目经理全部参加。培训班每一期为五节、每节一小时，系统学习医院"十三五"发展规划目标定位、医院人文的重要性，强调人文电梯不仅仅是运行安全的保障，更是体现医院人文关怀的服务窗口。

推出便民服务雷锋岗。为全面贯彻落实医院人文服务理念，满足不同人群服务需求，物业按照病房管理办的要求，在内科综合楼一楼大厅内设立雷锋岗，推出系列人文服务措施。对行动不便患者推出新入院者轮椅、电梯绿色通道一站式服务到病房的便民举措，深受患者好评。

开展人文司梯员评选活动。对运行服务质量达到标准的司梯员，颁发"人文司梯员"徽章。要求她们不但要继续做好人文服务，同时要带领其他司梯员，共同提升医院司梯员人文服务质量。一批在工作中服务周到、处处体现人文精神的司梯员，成为医院"人文服务明星"。

强化培训，提升水平

为全面落实精细化服务，围绕物业员工服务中存在的实际问题，全面推行了岗位培训制度化。对物业全员实施三级科室培训，有力地保障了物业服务技能水平的持续提高。

首先强化物业管理人员综合能力。对物业管理相关人员推行"三抓一抽查"工作模式：一抓主管日巡视制，二抓周质量点评制，三抓员工技能培训制和项目经理对所属服务区域质量每日一次抽查制。其目的是让大家学管理、懂管理、会管理、敢管理。

二是强化物业岗位流程培训。督导物业项目部在日常工作中，依据《工作实用手册》的岗位职责、工作流程、感染防控和人文精神进行岗位技能技术培训，每周一次培训，每年达60余次。通过系列培训，彻底强化了物业服务质量。

"金杯银杯，不如大家的口碑；金奖银奖，不如大家的夸奖"原则，彰显着医院物业人文服务的一种态度。在物业员工中始终倡导，只有发自内心地重视人文岗位，才能更好地施展物业服务的本领，人生的舞台才会更加宽广。如果忽视这一点，把自己的人文岗位看得微不足道，必将心浮气躁、一事无成。管理的灵魂是人文，物业管理部门将着眼人文长远、立足人文眼前，努力做好物业人文医院建设的每件事，工作好每一天，在持之以恒的坚守中，将医院物业服务提升到新的高度。

提质扩面，深化内涵
努力建设山东最好的人文医院集团

对外合作管理办公室

医院于 2011 年开始实施合作医院战略。六年来的探索，受到医院高度重视，也与合作医院建立了良好的伙伴关系。为更好地服务于合作医院与转诊患者，千医于 2016 年 4 月成立对外合作管理办公室。合作办自成立之初便坚持以"人文"服务理念为本，以实现"建设山东最好的人文医院集团"为目标。为此，合作办将人文理念渗透到合作医院管理的每个环节，融入到为合作医院患者服务的每个流程，力求让合作医院及转诊患者享受最好的服务与便利。

┃ 人文建设，理念先行

医院在全省第一个响亮提出"做最好的人文医院"，我们对外合作管理办公室积极响应、全力落实。2016年对外合作管理办公室共组织召开5次合作医院管理培训论坛，每次参会人数都达三五百人。合作办认真策划每个环节，精心安排每个细节，均邀请国内外管理专家演讲授课，传授管理经验、传播人文思想，邀请合作医院演讲，互相交流共同提高。合作医院管理培训论坛有效促进了合作医院的服务理念和管理思维更新再造，重拾医学人文精神，用人文医院建设推进统一的综合管理模式，推动合作医院人文建设，引领全省争创人文医院，使"千医人文"无处不在。

为进一步推动人文医院建设，千医联合合作医院共同成立孔子学堂医院联盟。全国医院系统孔子学堂联盟的成立，将使儒家文化更好地在医院系统传播落地，将使更多的医院和医护人员得到文化滋养，使联盟医院可以真正成为一所"生命大学""人文家园"，让医务工作者和患者在这里受到人文的滋养和熏陶，让人文改善医院文化环境和医患关系。

合作医院在培训后积极响应，纷纷开展人文建设工作。曹县人民医院开展"人文·质量建设主题年"活动，全面启动"8S"管理，全面践行人文精神，营造浓厚的人文环境，让员工感受尊严和温暖，让病人享受贴心和温馨的医院人文服务。

| 视人如己，止于至善

儒家思想有一个很重要的仁学理念就是"亲亲之爱"，也就是亲情是一种本能性的、朴素的但又是强大的情感。对外合作管理办公室一直秉承医院倡导的"合作了就是一家人，就是亲戚"的理念。合作医院和意向合作的医院领导及职工到千医参观交流，由对外合作管理办公室负责接待，都会怀着一颗诚挚的心，精密制定接待方案，全程陪同，答疑解惑，积极沟通协调医院领导和部门，满足不同合作医院的合理要求。

对外合作管理办公室根据不同合作医院的需求，定期组织专家队伍到合作医院举办坐诊、查房、培训等技术服务活动。一个队伍和一个专家的派出需要与双方医院多次沟通协调才能确定，对外合作管理办公室真心实意来对待这份工作，为不给合作医院增加负担，大部分队伍都当天往返。有的队伍，专家们披星戴月，不计酬劳，非常辛苦，有时遇到天气变化和高速堵车时，单程就达到8个多小时。合作办和总支书们常常自费购买便餐和矿泉水，将医院的关怀送至每一位参与合作医院工作的专家身上。

2016年对外合作管理办公室共组织医院技术服务交流活动111次，派出临床和管理专家808人次，其中临床和医技临床626人次，开展门诊诊疗4382人次，专业查房和疑难危重病例会诊1878次，在合作医院举办大型专业讲座60余次，组织科室业务讲座 400 余次，培训医务人员近 5000 人次。

| 诚心服务，四方满意

人文医院的本质特征还是人文精神，人文精神的一个重要内涵就是仁爱之心，而"慈和"恰恰是千医的核心理念之一。对外合作管理办公室是一个协调服务部门，对外代表着千医的形象，秉承这样的"慈爱"精神倾尽全力协调服务，使政府、患者、医院、医生，四方共赢、四方满意。

合作办对合作医院的每一个转诊请求都看作是一次对千医技术和爱心的洗礼。合作医院转诊来的病人，对外合作管理办公室都视为家人，克服人员少的困难，24 小时为合作医院转诊病人诚心服务，全程陪同病人就医，并把需要住院的病人一直送到病区。对部分病人我们还电话帮助协调转诊手续，时时体现人文关怀，处处让病人感受人文千医。2016 年对外合作管理办公室协调产科救治疑难危重转诊病人达 300 余例，一名危重患者恢复出院后，家属万分感谢"赐给我一个完整的家！"；合作医院院长亲自到医院感谢，深感"合作医院绿色通道抢救生命，创造奇迹！为基层医院保驾护航！"通过建立切实有效的分级诊疗、双向转诊、绿色通道等便利体系，实现危急患者在上级医院就医更加有序，慢性疾病在合作医院就医更加优质高效。

随着对外合作管理办公室医联体建设工作的开展，各合作医院的综合管理、医疗技术水平和人文医院建设得到了同步提升，管理观念、思维方式大为转变，管理能力大大提升，改善了基层看病就医环境，把省级大医院的优质医疗服务送到百姓"家门口"，开创了政府满意、患者满意、医院满意、医生积极的良好局面。医院在 2012 年被原卫生部授予"对口支援先进单位"，2016 年被国家卫计委医政医管局和健康报社评为对口支援"医疗扶贫贡献奖"和"扶贫榜样奖"。山东省卫生计生政策研究重点课题项目"依托三级综合医院优势资源，构建新型省级医疗联合体协同服务模式"与"完善分级诊疗体系建设，推进我省分级诊疗实施"，获得 2017 年山东省卫计委卫生计生政策研究一等奖，课题阶段性研究成果报告《优质医疗资源就在家门口》在 2016 年 10 月 19 日《健康报》发表。

对外合作管理办公室会继续将人文服务的精神发扬下去，提高服务质量，扩大服务覆盖面，深化科室人文内涵，努力建设山东最好的人文医院集团。

探索现代医院薪酬分配制度，
传递人文管理正能量

运营管理办公室

　　"人文医院"精神是医院追求人文关怀、践行社会公益性的价值体现。经济运营管理办公室，作为负责全院绩效管理工作的职能部门，秉持"人文管理"的理念，积极探索现代医院管理模式下的薪酬分配制度，不断创新工作思路和方法，更好地服务临床、服务一线，既充分发挥引领医院发展的指挥棒作用，又为临床服务一线提供更好的"后援"保障。

┃ 转变工作理念，是提升工作效力的灵丹妙药

　　运营办工作理念实现从"绩效核算"到"运营管理"的转变，将"核算＋管理＋服务"的理念切实落实在具体的工作中。部门一切工作以这一理念为指导开展，完善相关制度、方案，

变革工作方式、方法，提高工作质量、效率；协同其他部门工作，提供数据支撑，协助管理部门政策落地；注重倾听与反馈，注重培训与沟通，更好地服务临床科室，实现工作效果的全面提升。体现在以下方面：

自 2016 年我院转变管理观念，在综合目标管理实践中创新性地建立"科室联系"制度。科室联系小组由副院级领导、总支书记、职能部门负责人等管理人才组成，集中管理优势资源，创新思路，超常规地完成综合目标管理，同时急临床一线科室之急，从临床一线科室的角度去观察、分析问题，改善流程，完善管理，协助科室解决困难。例如，对于住院日超过 30 天的病历，科室联系小组不仅要听取科室的病历讨论会，了解原因，并尽可能创建、疏通渠道，提供帮助，减少特殊病人滞留医院的时间。

全院以"科室联系"制度为纽带将职能部门与业务部门充分联系起来，保证医院每一位职工明确科室和医院的发展目标，并贯穿于日常工作之中，实现个人目标、科室目标和医院战略相统一。践行"人文管理"服务临床一线工作的"科室联系"制度，充分体现出医院"以人为本"的管理思想。

立足本职，完善工作制度，优化工作方式

随着"人文医院"建设的推进，"人文服务"理念融入到

运营办的日常工作中。运营办立足本职工作,持续改进绩效管理和综合目标管理制度,在实践中不断完善工作内容和过程,提升工作质量和工作效率。

绩效核算引用目标管理理论、质量管理理论、成本管理理论和美国医疗行业的"RBRVS"(相对价值理论)的思想,充分体现医务人员技术、风险和劳动的价值,实现"多劳多得、优劳优得"的薪酬分配理念。持续改进内部收入分配制度,突出医德医风、技术能力、服务质量和数量,体现公平公正:在现行手术分级实行多年后,运营办借助手术时长这一价值尺度,使得参与大型复杂耗时长手术医生的劳动价值得以体现;依赖 HIS 医嘱中疑难危重的诊断,对于不同病情病人的查房和治疗工作所赋予的绩效奖励同样能够有所反映。

绩效核算的"RBRVS"理念激励科室工作量的提升,综合目标管理制度则注重强化科室管理,激励科室工作质量的进步。综合目标管理制度以综合目标管理责任书的形式体现,由运营办牵头与科室签订,具体由医院质量控制中心联合职能部门检查其完成情况,检查结果以分值形式公示院内网。运营办将质控检查结果与绩效核算结果挂钩,奖惩分明,保证质控管理政策的落地。综合目标管理制度与我院"大质控"管理制度相互补充,激励科室和职工以提高医疗质量和病人满意度为目标,将"人文"理念和公益性价值观念体现在日常的诊疗服务中。

在 2017 年初科室绩效结果查询实现网页式查询、下载,改变原来"领奖金条"的方式,实现"信息多跑路、职工少跑路"。对于绩效结果有问题的科室直接通过电话就可以解决,节约时间、精力,职工可以将更多的时间、精力投入临床一线工作中去。渗透于日常工作的"人文管理"理念可以传递正能量,"人文关怀"行动可以实现从"运营办——医务人员——就诊病人"的能量传递。正是设身处地持续创新、不断进取的"人文精神"激励运营办设计了全院职工较为满意的绩效薪酬制度。提高职工满意度就是为提高患者满意度打基础,高质量的职工满意度才能铸就和谐的医患关系和高质量的患者满意度。

| 打造"千医绩效模式"品牌,助力合作医院跨越式发展

随着千医医联体工作的开展,追随"人文医院"建设的脚步,在行业内闻名的"千医绩效模式"不保守,不"故步自封",以开放、包容的姿态欢迎来院参观、学习的管理同仁们,将技术、经验与慕名而来的兄弟医院共同分享,共同进步。据院办统计,参观交流单位有500多家,人次达3000多人,来运营办长期进修人员也有近百人。学习交流,取长补短,是医院管理工作不断进步的动力。同样,运营办绝不"闭门造车",积极参加相关的培训,参观在绩效管理方面比较突出的省内大型三甲医院,深入研究医疗行业薪酬分配改革制度,探索单病种

付费模式和 DRGS 诊疗付费模式下的绩效管理改革，争取在医院绩效管理方面创造新的成绩。

　　思想之于行动，犹如理论之于实践。"人文医院"精神应当落实在医院管理、行医的实践中去，才可体现其价值。运营办从管理、服务理念的转变到工作思路、工作方式的变革，尽可能将问题前置消灭于未然，助力医疗管理、医疗质量水平的提高。医院管理手段日新月异，但是管理政策的落地离不开绩效政策的支持，高质量的培训与沟通，有利于全院职工在短时间内领悟管理的目的，保障管理政策得到较好的执行效果。

抓好四项工程，关注团员青年成长

团委

　　人文医院建设，关键在人，人是检验人文成果和保证人文理念持久发扬的最有效资源。团委要始终把广大团员青年的健康成长和教育放在首位，让团员青年切实感受到医院的人文教育与关怀，进而使大家能将更多的人文关怀传递给其他医务人员及群众，使之播散在全院的每个角落，落地、生根、发芽。

┃ "固本工程"——用传承迸发激情

　　医院文化是职工在医院管理和服务中长期沉淀和自觉优化形成的一种理念和规范。只有让团员青年充分感受医院发展变迁，体会医院文化建设，了解医院发展愿景才能为他们指明下一步的工作方向和发展目标。

自医院院史馆开馆以来，团委先后四次组织医院全体团员进行参观。从德艺双馨老一辈人文关怀的佳话，到千医人有令即行、披荆斩棘的工作作风，一幕幕的场景都在激励着团员青年，使大家深刻理解"敬业、严谨、慈和、创新"的院训，以此树立良好的价值观、人生观和世界观，也使全院团员青年增添了建设人文医院的精神动力。他们将用青年人特有的激情与努力为我院"建设精于术、厚于德的临床研究型人文医院"的目标做出应有的努力和贡献。

▎ "塑型工程"——让人文扎根于心

"人文"简言之就是"以人为本"，人文管理是以"人"为核心资源，开发和利用好人文资源则是一个好的开始。

初入社会的团员们，在社会交际、工作经历等方面几乎还处于空白阶段，有很强的可塑性，周围的环境、前辈们的举止以及组织的引导对他们来说尤为重要。关心团员最重要的是关注他们的成长与教育，他们能成为什么样的人很大程度上取决于想把他们塑造成什么样子，因此团委肩负着"塑型"的重要作用。

针对该特点，院团委、各团支部强化服务意识，将竭诚服务青年作为共青团工作的根本出发点和落脚点，切实做到"心中有青年，服务无止境"，让更多青年切实感受到团组织的关爱和院党委的人文关怀。通过"一学一做"常态化，邀请院党委领导授课，介绍人文典型范例等一系列举措使医院团员青年们将人文内化于心，形成自觉性的人文关怀，在潜移默化中将人文气息融入一线工作中，将"人文千医"植根到患者的切身体会中。

| "落地工程"——将人文传递给患者

"青年文明号"作为团委领导下的优秀青年集体，是实现人文传递的有效载体。该活动倡导高度的职业文明与医院人文建设不谋而合。在强调业务技术的同时，为患者提供更多的人文关怀，是对"青年文明号"倡导的高度职业文明的体现。

医院目前拥有国家级"青年文明号"1个，省级"青年文明号"4个，省直"青年文明号"4个。院团委在"青年文明号"集体中，积极推行"五声服务、六心承诺"，努力做到"来有迎声、问有答声、去有送声、不理解有解释声、不满意有道歉声"，真正实现了"服务热心、操作细心、解释耐心、生活上关心、病人有信心、家属请放心"，细微之处，处处体现人文关怀。

"青年文明号"作为医院团员青年面向患者的一个窗口，

体现着团委在人文建设中的举措，更体现着"人文千医"深入人心。

| "激发工程"——靠活动激发人文活力

想要做好人文工作必须在思想及行动上全面武装，使人文植根心底，将人文理念运用在工作及日常各个方面。

近几年，团委相继开展了"读一本好书，写一篇心得""传承雷锋精神，参与志愿服务"主题实践活动、"不忘初心，跟党走"主题团日、"致青春·我的千医梦"微视频大赛等活动，利用多种团员青年喜闻乐见的形式提高团员凝聚力，接受不同形式的人文教育。

在今后的人文实践中，将建立"山东省千佛山医院团委"微信公众号，让团员青年随时了解医院发展的动态，关注医院对团员青年成长的支持；在公众号设置"青年之声"，对团员呼声及时响应，解决困扰他们的问题，疏导他们的心理负担。打造千医的网络大咖，让其能够从青年的角度去发声，让医院更多职工认识到当代团员青年的面貌，同时也让社会上更多人认识千医，感受到千医的人文关怀。

团员青年作为临床一线与患者接触最多的群体，肩负着传递人文关怀的重要使命。不断加强团员青年担当、奉献与人文意识，结合医院独具特色的人文理念实践育人，在实践中全面突出我院学科优势与人才建设，将思想政治教育贯穿于社会实践活动的始终，是团委建设的一项重要任务。在实践中开展医务工作者理想信念教育、思想道德教育和爱国主义教育，努力为党和医院培养政治坚定、业务过硬的社会主义合格建设者和接班人，让他们在做好本职工作之余，做一些有利于社会、广泛发扬正能量的事情，我们一直在路上！

服务窗口人文事迹交流材料之一

妇产科门诊

2016~2017 是难忘的一年，妇产科门诊连续 3 次被评为"最佳人文服务窗口"，今年 5.12 护士节被评为优秀护理团队。一位患者对于妇产科门诊这样评价："一个单位把窗口擦亮了，整个单位就发光了……"

紧急行动，为二胎保驾护航

随着全面二胎的放开，在建设"山东最好的人文医院"目标指引下，妇产科门诊强化管理，细化服务，扎扎实实做好各项工作，圆满完成了各项任务。

优化门诊布局，营造温馨环境

二胎时代到来，妇产科门诊就诊病人急剧增多，每天平均都有 500 人次左右，排队拥挤、漫长等待、患者焦虑的问题凸显出来。为了缓解就诊压力，减少就医等待，平复焦虑情绪，创造一个相对安静、舒适的就诊环境，科室采取了一系列人文优护措施。

首先，扩大诊室的面积，增加医生出诊量。在门诊部的协调帮助下，扩大胎心监护室，增加产科、妇科诊室各两间。其次，妇科、产科分台分诊，实现相对独立，并增加候诊椅；启动一米线隔离带。同时，制定妇产科门诊护士专业服务规范，重新修订妇、产科门诊就诊流程，并制作流程图，方便患者就诊；微信平台增加即时信息播报，及时了解就诊信息，以便患者更合理地安排各项就医活动；以门诊调整为契机，成立了母乳喂养咨询门诊、哺乳室，方便哺乳，保证隐私。

合理分诊，减轻压力

为减少病人往返来回排队缴费，护士站分诊台承担全部检查、手术、胎心监护费等刷卡扣费的工作，每天刷卡近千次，分诊台压力大，且造成了患者排长队现象。基于此现象，作了调整：分诊台增加电脑两台，排两队刷卡，以缓解排长队现象；监护室增加电脑划价，分流一部分患者；测量血压搬至各诊室门口，以减少重复排队；配合信息科完成支付宝、微信支付、一卡通的宣传与使用，患者可以使用手机终端缴费，减轻分诊台的压力。如今，已基本解决缴费排队的问题。

人文服务贯穿就诊全过程

今年妇产科门诊继续开展人文护理"七个一"活动，读好书、说好话、做好事、当好人，强化护患沟通，以爱心、责任心、温馨、细心周到服务于患者，让人文服务贯穿于就诊、手术的全过程，体现在护士的每一个动作、每一个眼神、每一句话中。具体措施包括：开通门诊咨询电话，方便患者咨询；实行首接首问责任制，形成产前、产中、产后的一体化综合服务，提高患者满意度；开展便民服务及健康宣教，增加宣教内容，印制宣教材料，使内容更通俗易懂，更加实用；所有化验单都由护士负责取送，并为孕妇保管化验单；胎心监护不用预约，当日必须完成，不可推诿；为空腹抽血孕妇提供糖块、点心、水果；术前、术后注意事项张贴上墙，增加患者知情度，缓解病人术前及术后焦虑情绪；停止供暖后，设置取暖设备，提高患者就诊及手术舒适度；床边温馨贴画，缓解病人的紧张情绪，等等……

孕婴安全，责任重于天

加强手术室管理，所有手术患者，术中均使用约束带绑腿，术后观察床加床档，观察后送至手术室门口交给家属，以消除安全隐患，保证患者安全。加强日常高危妊娠相关知识学习，配合全面二孩政策实施，有效控制孕产妇死亡率。采用多样化培训方式，优化培训课程，强化培训的实用性和专业性。除了专科知识培训，增加了护患沟通、人文建设培训及个案分析分享交流。增强院感知识培训，做好消毒隔离，确保母婴安全。母乳喂养周，在门诊大厅开展了大型义诊活动，并培训新职工爱婴医院相关知识。

另外，每季度举行一次应急预案的演练，提高护士发现、判断、处理应急事件的能力和急救水平。2017 年 6 月特邀保卫科现场指导，与病人服务中心联合组织火灾应急演练，演练过程中大家分工明确，反应迅速，急救意识强，科室间合作协调有序，达到预期效果。另外，今年重点培训孕妇门诊分娩的应急预案，以应对二胎孕妇应急分娩的情况发生。

| 爱心传递，温暖你我

作为一名千医人，作为千医的一个窗口，妇产科门诊始终牢记自己的使命：生命因我而美好！

记得有一次，一个孕妈妈来千医就诊时出现头晕、心悸、乏力等症状。孕妇很容易低血糖，再加上各种化验需要抽血，为防止孕妇血糖过低而晕倒，妇产科门诊长期为空腹抽血孕妇配备糖块、点心、水果等急救甜食。门诊护士赶紧把提前准备好的巧克力让她吃下，事后这个孕妈妈买了整整一大盒巧克力，叮嘱门诊护士分给其他有需要的孕妈妈。

　　每个人都有一颗仁爱之心，爱心不求回报，但是这爱心却像一盏灯火，你用爱温暖了别人，别人也会怀揣这份爱心去温暖更多人。用爱心传递爱心，大家就会生活在爱的世界里……

服务窗口人文事迹交流材料之二

检验科

医学是"人学",医学检验是时时与患者接触,是对人的健康和感受进行全方位服务的窗口。检验科积极响应医院人文医院建设号召,提出了"争当最佳人文服务窗口,争做最佳人文服务明星"这一响亮的口号,发出了"做山东最好的人文检验科"的倡议。全体员工高度重视,积极响应,广泛动员,开展了卓有成效的系列创建活动。

| 全员参与,推进全面质量管理

各专业组制定了措施、计划和实施方案,把创优活动搞得既轰轰烈烈，又踏踏实实。采血窗口提前上班，大大方便病人；倡导"家文化"，职工和直系亲属生病时，科主任总是到病床边看望慰问；将人文科室建设与医院科技转型相结合，充分激发博士、硕士职工的科研能力，发表的 CSI 论文和在研课题大幅增加，获得 2016 年国家自然科学基金（青年基金）项目 1 项，山东省重点研发计划 1 项。

人文建设，质量是根本。医学检验是一个很复杂的过程，受到诸多方面因素的影响，为此，科室狠抓精细化管理，推进全面质量管理，制定了多项质量提升措施：在现有三大常规 0.5 小时出结果，门诊普通标本 2 小时出结果的基础上，扩大 2 小时出报告范围。在成为全省率先通过 ISO15189 医学实验室认可的基础上，引入监督机制，并根据国家标准，不断完善、适时更新质量体系，从而使检验科的检测质量达到国内先进水平，并逐步与国际接轨。传染病阳性结果多种方法复检，确保结果准确性。另外，加强与临床科室的沟通，各专业组建立沟通记录，对于日常标本采集、结果发放等具体问题及时沟通解决并记录，确保沟通有效。同时建立"急诊检验"绿色通道，给急诊专业组增加人员，提供"快而准"服务，积极和临床沟通，避免非急症检测占用急症资源，影响急症病人的诊断。在信息化管理方面，把危机值报告、检验结果报告时间（TAT）纳入到 LIS 系统的信息化管理，收效明显。

┃ 协同整合，动能叠加结硕果

科室将人文创建活动与医院精细化管理、科室综合目标管理相结合，与党建工作和"两学一做"活动相结合，多项活动协同整合，促进科室工作全面开花结果。

科室定期进行业务和综合培训，邀请院领导和专家授课，营造人文科室创建氛围，提升员工管理素质；落实首诊负责制、带教制度、工作交接制度和汇报制度，大大降低了差错率；提倡"五声服务"，规范服务用语；以病人为中心进一步优化服务流程和工作流程，树立"病人的事情无小事"的理念，投诉率逐渐减少。

科室还创造性地把综合目标的评分制度引入科内"最佳人文服务窗口""最佳人文服务明星"评选活动中，与绩效挂钩，事半功倍。检验科连续三次被评为最佳窗口，有三人获得"最佳人文服务明星"。

科室还充分发挥党支部的战斗堡垒作用和党员的模范带头作用，建立党员示范岗。举办了践行"两学一做"庆"七一"歌咏比赛，同时，调动团支部的生力军作用和青年团员的活力，全面关心、帮助青年职工的思想政治、工作学习和业余生活，获得全国"青年文明号"提名，两位党员获评医院"最佳人文服务明星"。

| 鼓励先进，人文建设开新花

患者刘先生在感谢信中盛赞窗口采血技术和服务；科室成功抢救一名窗口晕厥儿童，孩子的母亲送来一面"医德高尚，助人为乐"的锦旗；相关人员发现病人术先生的 CD34 检测项目与他的诊断不符，主动电话联系，通过仔细询问病情，及时为其退费并重新开具合适的项目。

科室人员高度认真负责的工作态度赢得了患者的好评，科室也连续多年在医院综合目标管理考核中获得一等奖。

在未来的工作中，检验科将认真完成每一项临床检测，以奋发向上的人文风貌和一流的技术、一流的设备、一流的服务、一流的环境，迎接新的挑战，努力把科室建设成为有特色、有优势的现代化人文科室。

服务窗口人文事迹交流材料之三

心内科

35 个寒来暑往，经过几代人的不懈努力，山东省千佛山医院心内科从无到有，如今已成长为拥有 120 人、年手术量约 2600 例、床位 200 余张的医院"拳头"科室和国内知名的心血管病临床诊治中心。35 年来，科室收获了众多在全省乃至全国同行看来含金量十足的荣誉。这里面不只是有技术和服务的功劳，科室多年来一直坚持凝聚科室全体人员的力量和共识，强化爱、责任以及担当意识，让每一个医护人员的能力都尽情发挥，走好个人发展和为患者服务道路上的每一步，正是这种人文精神的引领，才是铸就医学成果花繁叶茂的根本所在。

| 家人般的关爱，助力友谊的巨轮远行

医学是和人打交道的事业，服务好患者，离不开一个强有力的、团结友爱的团队。古人云：千人同心，则得千人之力；万人异心则无一人之用。在山东省千佛山医院心内科，大家是工作中的"黄金搭档"、私下里的忘年交与好朋友；大家一起在手术台上奋战，一起逛街吃饭；在每年定期召开的科室"医护沟通会"上，大家推心置腹地交流看法是心内科的工作"常态"。

每年春末秋初，心内科都会组织全体医护人员分批到城郊游玩放松身心，每次郊游时科领导们总是不忘提醒科内医护人员"叫上你们的家属，没有他们背后的支持就没有科室的现在"。而"三八"妇女节、护士节女性医护人员收到科室送来的小礼物已成多年来的惯例。"简单的礼物，是关爱和重视的体现，科领导对劳动者的尊重、也是对大家的关怀"，心内科工作人员这样说。

在心内科，哪位医生家庭有困难、哪个护士没对象、哪位护士的亲属生病住院，乃至哪位年轻医护人员还在还房贷，科领导们都"一口清"。"我们的家长里短，是科领导眼中的大事、心中的牵挂"，心内科工作人员这样感慨。

长此以往，在这一点一滴中，心内科人们"友谊的小船"华丽转身成为"友谊的巨轮"，破浪远行。

帮助年轻人成长，是年长者的责任与乐趣

青年医护的成长是科室发展的未来，一个'掐苗'的科室终将会糜烂、萎缩。科室高度重视年轻人的成长，让优秀中青年走上"星光大道"——医院"优秀中青年人才培养计划"，该计划遴选程序严格缜密，不少人望而却步，可心内科却有三位医生成功入选。这三位医生明白，入围医院"优秀中青年"离不开科室的培养和同事的支持。

学海无涯，"医海"亦无涯——心内科工作繁忙，却从不疏忽继续学习。"指南解读、典型病例分享、英文文献剖析、人生职业规划"等多主题的业务讲座和"真枪实弹"的临床操作演练，每月定期举行，雷打不动，风雨无阻。查房是年轻医师、实习医师最为紧张的时刻。因为主任们的提问是必不可少的，主任们将这作为锻炼年轻医师临床思路和能力，培养他们独立、正确地处理复杂情况的最好方式。在心内科，培养研究生可以用"严苛"来形容，博士、硕士研究生必须高质量地完成实验课题，必须撰写并发表英文论文，导师的"严苛"，也让从心内科走出去的毕业生更有实力、竞争力。在心内科，外出培训学习大家机会面前人人平等。根据心内科《个性化人才培养计划》，科里高级职称人员到国外著名医学中心研修学习、中级职称人员到国内名牌医院进修，每个人都有针对性的发展规划。

中间力量"拔地而起"挑重担——为了解决介入手术医师"断层"的问题,科室出台了《介入导师负责制》,一手抓年轻人成长、一手抓医疗安全,由资历高的医师担任导师,手把手教年轻人,让科里年轻医师掌握了过硬的介入操作技术,作为中间力量"拔地而起",撑起了科室发展的一片天空。

为普通医护崭露头角"修桥铺路"——年长者一直在工作中不断给予医生和护士全力帮扶,带领他们成长,如今,医院不少人说"心内科里年轻人就是年长者的孩子"。对此,心内科的主任们"受用"之余,总笑着用"帮助年轻人成长,是年长者的责任与乐趣"回应。

满怀虔诚和热忱,精力都用在患者身上

在心内科,能明确感受到把院把科室当家、把心思全部用在患者身上的情怀。

走进心内科病房,会直接颠覆医院是"药水刺鼻、墙壁冰冷、严肃沉闷"的陈旧概念。这里绿色植物充满眼帘,花草的生机昂扬,缓解了患者的病痛,减轻了医护人员的工作压力。科室墙壁上悬挂的医患合影和锦旗给科室增加了医患和谐的气氛;心血管常见疾病治疗方式和健康指导的展板就挂在病房的门口,方便患者随时获取;病区连廊上的科室简介及医护团队介绍,彰显着科室的内涵和实力。

在与心血管疾病较量的过程中，心内科工作人员都坚持随叫随到，在他们的日程表里，没有节假日，亦没有白班、夜班的差别。心内科介入手术多、患者病情重、医护工作量大，加班是家常便饭，但"敬畏生命用心看病"是科里医护人员永恒不变的理念。每一台手术都经过全科讨论，确认手术必要性、评价手术安全性、制订最佳手术方案后才上台，目的就是争取用最短的时间、让患者花最少的钱解决最大的问题。急性心肌梗死等七个病种临床路径的开展，也大大规范了诊疗行为，缩短了患者住院天数。

几年前听闻一位患者"进了医院就像进了迷宫"的悄悄话后，心内科医护人员在给患者开检查单时，总会标注上检查楼层及检查时间，让患者走最少的路、用最短的时间完成检查。为了提高门诊工作效率，心内科为专家门诊分别配备了一位研究生医师负责门诊病人的初步接诊、开检查单、健康指导，让患者等待的时间缩短了、病史了解得更详细了、诊治更精准了、获取的健康指导更全面了。

"俯闻心声，甘润心田"是心内科的护理理念。患者入院后，护士会陪同患者及家属熟悉病房环境、认识主管医师，总是能听到他们张口"大爷大娘"、闭口"叔叔阿姨"跟患者打招呼。"一个简单的称呼，便舒缓了医患的关系、拉近了护患的距离"，心内科一位护士深有感触地说。

如今，健康宣教成了心内科医护人员的又一大工作重点。

为普通百姓开设的"心健康"百家讲坛讲座，针对住院患者开展的"心行动"支架术后健康宣教讲座，针对出院病人开展的"出院患者随访"健康知识讲座，给患者带来了最权威、最通俗、最常用的心血管疾病防治知识。随着科室的发展、介入手术量的增加，心内科工作人员还拍摄了《介入手术宣教视频》，编辑了《冠心病患者健康教育丛书》，创建了科室微信平台，让病人可以及时接收到最新的疾病相关知识。这些举措既减轻了医护人员的工作压力，又满足了病人和家属对知识的需求，受到了患者的欢迎。

因人成事，以事聚人。心内科医护人员，将继续高举"医者仁术"的大旗，将关爱和温暖带给更多的患者，为人文医学建设奉献不竭的热情。

服务窗口人文事迹交流材料之四

黄世明

现代医生，除了要有扎实的专业素质和医学技术外，人文修养及哲学理念也是现代医生必备的素质。在某种程度上，人文修养甚至比专业素质和医学技术更为重要。作为一名好医生，绝不仅仅是技术的高超，还必须重视患病的人，这就需要医生具有较高的人文素质。只有做到了专业知识丰富、思维清晰、人格高尚，才是一个合格的医生。

较高的人文素质是医生掌握精湛技艺的基础，尤其是在技术创新的年代，更需要医生自觉地用哲学思维把握医学进步的正确航向。较高人文素质是医生理解患者的基础。如果医生理解、关注患者的感受，就能给患者增加信心、希望和力量。患者也会更好地配合治疗，最终达到治愈的目的。较高的人文素质还是医生赢得患者信赖的重要前提。下面从医疗工作一些日常中的点滴，谈谈人文医生的养成。

▎扎实的专业技术基础

医生所从事的职业，是一门与生命打交道的学问，与患者的健康和生命息息相关，患者将自身的健康甚至生命交付与你，这是多大的信任！工欲善其事，必先利其器。这就要求医生必须具有高超的技术、系统而丰富的理论体系来为患者提供健康和生命的保障，要求医生努力拓展自己的知识视野，完善知识结构，精通业务知识和专业技能。

▎良好的科研习惯

关于医生该不该做科研的问题，长久以来一直争论不休。但当遇到新发疾病、疑难杂症怎么办？没有经验可循、只靠单纯的"匠人医生"日复一日的"对症"治疗肯定不可行。所以说医学发展是离不开医学科研的，而临床医生做临床科研又有着基础医学工作者无法比拟的优越性。从另一个方面来讲，医学权威的树立，学术的交流和传播，无不依靠科研和论文作为载体来实现的。这就要求医生必须养成良好的科研习惯，摒弃惰性，不能单纯的去做一个"医匠"。

I 灵活的医患沟通能力

医患沟通是医疗诊治和减少纠纷的需要。医疗服务的有效和高质量，必须建立在良好的医患沟通的基础上，既能有效地了解患者的需求，又是心理疏导的一种有效手段，解惑释疑，使患者忧郁的心情得以宣泄，减少医患间不必要的误会。社会——心理——生理医学模式的建立和发展，使医患沟通比以往任何时候更显得重要，要求医生具备丰富的专业知识，有一副慈悲心肠，有普渡众生的情怀，有一个学者的风范，有忘我的牺牲精神。

I 无私奉献的精神

患者不可能都在工作时间需要你的帮助，这意味着随时都有可能需要你牺牲个人的时间去为他们提供帮助和服务，这就要求一名医生要有奉献精神，这也正是这个职业神圣所在。而神圣的源泉恰恰不是技术而是"爱"。而欲施大爱，是离不开无私奉献的精神的。选择了医生这份职业，你就选择了奉献，而不是抱怨。

┃ 良好的职业仪表

如果你希望在职场建立良好的形象，那就需要全方位地注重自己的仪表。从衣着、发式、妆容到饰物、仪态甚至指甲都是你要关心的，某种意义上表明了你对工作、对生活的态度，反映出你个人的气质、性格甚至内心世界。上班时衣着得体，可能胜过千言万语的表达。通常，患者对服饰过于花哨怪异者的工作能力、工作作风、敬业精神、生活态度等，一般都持有怀疑的态度。

在行医过程中，良好的职业外表，是一个医生职业素养的体现，医生应该呈献给患者以美的形象，这不仅能让患者对医生的职业充满敬意，还能让患者和医生之间更容易建立信任感和进行沟通。到国外学习归来的医生们都会有一个共同的感受，国外医生的着装是很正式的，让患者能真正体会到一名医生的内在美和外在美。

服务窗口人文事迹交流材料之五

刘殿春

我是医院物业一名普通员工，在医院一直从事电梯司梯工作已经 15 年了。

我觉得，自己从事了一个非常平凡的岗位。在外人看来，就是一个"开电梯的"，简单、机械，每天从事大量的重复性动作。但是，就是这么一个非常平凡的岗位，我在千医一干就是 15 年。我非常珍惜我的工作，也非常热爱我的工作。我也和千医全体职工一起见证了她的快速发展、走向辉煌。在日常的工作中，我兢兢业业、恪尽职守，得到了领导和同事的认可。医院提出"做山东最好的人文医院"后，物业积极响应，病房

174

管理办多次召开会议贯彻传达医院的工作精神。我也在思想上得到了更大的认识和提高。

我每天的工作，就是站在门诊电梯门口，一方面引导病人乘坐电梯，一方面在同事忙不开的时候，操作电梯，送病人上下楼。每天上岗时，我就充满激情与力量，精神饱满地投入到工作中去，微笑面对每一位来院的病人和家属，认真面对每一个咨询和求助。因为在医院工作时间长了，我对医院的科室布局、部分专家也有了一定了解。遇到有问询的病人，我会主动告诉他们，去哪个科看病，去几楼看病，去几楼检查。看到有病人不小心弄脏了地面，我会立刻拿拖把和笤帚清理干净。我觉得，这是医院，就得干干净净的。我觉得只是做了一件应该做的事情，却得到了病人的称赞和领导的表扬，我也非常高兴和自豪。每天，看到大量的人群涌入门诊，涌入病房，我觉得他们来医院看病，一定非常不容易，要尽我自己的能力，给他们提供一点力所能及的帮助。遇到推轮椅的病人，我主动帮助推一把，进电梯；遇有行动不便的老人，我会主动上前扶一把，扶进电梯；遇到拿着检查单在电梯门口茫然无措的病人，我会主动上前问一句，你好，需要什么帮助吗？

记得有一次，碰到一位老太太乘坐电梯，看到她神情恍惚，语无伦次，上下两趟也不出电梯，急得直掉眼泪。我就耐心询问，慢慢引导，从她的只字片语中我得知她是来看摔伤的老伴的，却想不起来老伴住几楼了。听到这话，我抓紧安排其他司梯员值梯，我像对待自己的亲人一样，扶着她一个病房一个病房地打听，终于找到了老人的老伴，老人的子女不断地说感谢的话。

每天，我都重复着这些不起眼的小细节，天天如此，年年如此。

在医院门诊部组织的"最佳人文服务明星"评选过程中，我有幸连续两次获评。这是物业公司和医院领导对我工作的认可和鼓励。非常感谢物业公司领导的培养与帮助，也非常感谢千医的各位领导和同事。我在千医工作，就拿自己当千医人，千医的每一点进步与荣光，都是我的光荣与幸福，我愿意用我平凡的工作，为千医的人文工作增光添彩！

服务窗口人文事迹交流材料之六

刘 莹

　　你念或不念，我就在那里，不增不减；

　　你来或不来，我就在那里，不离不弃；

　　你应或不应，我就在那里，不偏不倚；

　　请来我的身边，或者，让我住进你的心里……

　　我，是一名护士，一名白衣天使。

　　在走出护校的伊始，怀揣着理想，带着对护理事业的无限热爱，从懵懂逐渐走向成熟，对付出甘之如饴，充满感激。从业 35 年来，每早提前一小时到岗，每晚做好第二天准备工作才离开，这已成为我的一个习惯，不仅是身为医护工作者的责任与使命，也是爱岗敬业、爱院如家的信念和理念的体现。在这个岗位上我积累了丰富的经验，同样也得到了深刻的体会和感受。

外科门诊是医院工作的窗口，正如"眼睛是人类心灵的窗户"一样，对医院各方面的工作都有一定影响。工作中，我时刻谨记"以病人为中心，提高护理服务质量"理念，把维护群众利益、构建和谐护患关系放在首位，力行于范、精敬于业、乐融于群、深孚于众，保证各项工作有条不紊、井井有条。为了做好开诊工作，我每天坚持提前一个小时到岗，做好病人就诊前的各项准备工作。主动热情地迎接每一个患者，耐心解答每一位患者提出的各种咨询，主动为无陪护、行动不便、残疾患者提供代挂号、代交费、代取药、协助就诊等爱心服务；为行动不便的患者提供轮椅；为病人备凉开水；根据不同的需求，引导病人到相关科室就诊。在病人人流高峰期实行主动、流动、站立式服务，询问病人挂号情况，做好初、复诊病人的登记工作，根据病情按科室及相关规定分诊。负责将病人带到医生诊室，询问病情介绍医生特长，协助病人交费，辅助病人做检查、取药等全程优质服务……每天的工作虽然细小、繁复，但是我依然坚持以章为凭，循规而行，以爱筑堤，把第二天开诊工作提前做实做细，保证医生诊疗工作的顺利进行，保证病人就医暖情暖意，真正做到心系病人、优质护理。

作为门诊分诊护士，就是让患者在一跨进医院大门的那一刻就能得到最热情、最温馨的服务。把病人的方便、满意作为工作的出发点和落脚点，使病人感受到春天般的温暖。每个病人都如同我们的亲人，都应该得到我们更多的爱护和尊重。一天清晨，一位挂着双拐的年轻人，身边没有陪同的家属，自己一个人向着门诊缓缓走来。看到这种情况，我上前询问，得知小伙子的亲人身体不好，不方便陪同前来，所以只有小伙子一人。了解情况后，交代好门诊工作，为方便小伙子行动，推来轮椅，为小伙子代缴费、代挂号，给他准备好热开水，看着我为他忙忙碌碌，小伙子看在眼中，感动在心里。当他看完病后，不停地对我说谢谢，虽然没有过多的语言，但我知道，病人能够康健才是我们交给自己最满意的答卷。

风吹即飘扬，风平则静安，分诊路上，丰盈理念，润泽精神，从细处着手，力求在工作中精益求精、为病人服务！创优无止境，服务无穷期，我时刻树立"医护一体化"服务理念，将人文关怀融入到工作中去，不断提高自身人文修养，将亲切的话语、得体的行为、端庄的仪表、娴熟的理论知识贯穿于分诊工作的全过程。关切观察就诊患者的病情，及时与医生沟通处理，注重服务细节和质量，营造人文关怀氛围，打造"医护一体化"优质品牌。

风清云白蔚秋色，红霞飞舞绘碧空！此时此刻，我心怀感激与感动！感谢工作中的每一分收获、每一份付出，这都是我生命中不可多得的财富！感谢领导的关心和帮助，感谢同事的配合和支持，微笑向暖，同心协力，彰显千医力量！感谢患者的理解和认可，你们的康健便是我们工作的最大动力！分诊工作没有轰轰烈烈的辉煌，却处处写满了感动，体味着奇迹。丰碑无语，行胜于言，对待工作，我认真负责，无怨无悔；对待病人，我驱散阴霾，温暖润心！无论以后走在哪里，我依然骄傲和自豪，因为我是一名医护工作者，我是一名千医人！

服务窗口人文事迹交流材料之七

门诊医技系统人文建设花絮

毛瑞锋

2017 年的金秋 10 月，医院门诊医技系统的人文"新举措、新事例"评选汇报会如期举行。会上，护理分诊台、门诊收费处、住院处、医保办、保卫处、物业公司、保安队等 35 个门诊医技科室和班组逐一亮相，展示了在人文医院创建活动中的新举措和感人事例。

| 加班加点，为患者节约时间和费用

外地患者来耳鼻喉科调试耳蜗，一般到中午下班才能赶到

医院。为让他们当天返回，听力室中午完成所有患者的调试才会下班就餐。听力筛查的患儿一般需要应用镇静催眠药物，待患儿进入睡眠状态后，即使在下班时间听力室也争取一次服药下完成影像学及听力学等所有检查。

病理科虽然是长白班没有夜班，但为了让患者早一天拿到报告，医师一直披星戴月下班回家。如果临床需要做快速冰冻，无论多晚，他们都会等着。周末、节假日每天均安排人员值班、听班，打造"无假日病理科"。

超声诊疗科增加了中午加班的医师，腹部超声基本实现了不用预约直接做检查。

影像科实行上、下午两班制，取消了中午休息时间，在各岗位增加人员，最大限度帮助更多患者完成检查。

| 贴心服务，为患者排忧解难保安全

为方便患者做检查时得到更好的放射防护，影像科配备了移动式放射架；为磁共振检查患者提供了小棉球和耳塞，保护听力降低恐惧感，提供毛毯为患者保暖。

急诊科设立爱心存钱罐，通过科室人员自发捐款为三无或暂无家属患者应急使用。

为方便患者就诊，皮肤科制作了脚蹬，对行动不便无陪护的患者协助其挂号缴费。

门诊某楼层收费窗口太矮，患者缴费需低头，很不方便。在改造期间，收费处工作人员每天上班先在缴费窗口放一把椅子，让患者坐着缴费，直到窗口改造完成。

▏线上线下，让医师走进千家万户

为方便家长，儿保科建立远程医疗服务。家长通过手机端随时可以查看体检信息，自动绘制生长曲线，育儿成果一目了然；科室医生及时从网上回答家长咨询，线上线下结合，让儿保医生走进千家万户。

急诊科自 2016 年植树节发起以"灌溉生命之树"为主题的公益活动，坚持到医院门诊、大中院校、厂矿企业以及社区、文化广场等人群聚集地推广普及应急救护知识达 3000 余人次，并开展了"爱的拥抱""救在身边"等系列培训，以提高公众应急处置能力。

儿科开设药师咨询门诊，药学博士免费坐诊，为家长解答儿童用药问题，并建立了公众号方便家长线下交流，成为儿科门诊的一大特色。

随着医院新网络心电图系统的使用，对于老弱病残孤孕等特殊人群，特检科创新性地应用床旁心电图，有效解决了患者不便上门诊就诊的困难。

| 优化流程，方便患者顺畅就医

对于复诊患者，口腔科可以根据排班情况直接在诊间进行分时段精确预约，减少患者复诊等待时间。对于有重要治疗的患者，复诊前会提前电话通知，避免患者遗忘复诊时间。同时实行"先诊疗后结算"的方式避免患者楼上楼下来回跑。

儿科门诊实行"一站式"服务，挂号、买病历本、就诊、治疗一站式方便了患儿和家长。

内镜诊疗科建立了门诊虚拟药房并设立一定的基数，门诊患者的术前、术中用药由内镜护士集中领取再分发给患者，在科室候诊大厅安装了自助挂号缴费机，减少了患者的来回奔波。

医保审核与出院结算原分属两个部门，患者出院要排三次队。为进一步方便患者办理出院业务，医保审核与医保费用上传合并到住院处，由住院处统一管理，减少患者多跑路的问题，也避免了不同部门之间沟通不畅的情况。同时，取消了患者住院费用清单专门打印的窗口，合并到医保审核窗口，实现功能多元化窗口，减少患者排队次数。

| 爱岗敬业，树立岗位新形象

外科门诊分诊护士刘莹，从业 35 年来，每天早上提前一小时到岗，做好病人就诊前的各项准备工作，主动热情地迎接每一个患者，为无陪护、行动不便、残疾患者提供代挂号、代交费、代取药、协助就诊等爱心服务；下午下班前做好第二天准备工作才离开，这已成为她的一个习惯。她也成为平凡岗位上的一道靓丽风景。

鲁物物业司梯员刘殿春，在医院从事电梯司梯工作15年，认真面对每一个咨询和求助。遇到有问询的患者，会主动告诉引导解答；遇到推轮椅的患者或行动不便的老人，会主动上前帮推一把；遇到拿着检查单在电梯门口茫然无措的患者，会主动上前问一句需要什么样的帮助。能尽她自己的能力，给前来就诊的患者提供一力所能及的帮助，这让她感到非常自豪和骄傲。就是这样点点滴滴的付出为她赢得了"金牌司梯"的美誉。

省广电门诊部的会计曹慧银准备了零钱盒，还时常为老干部垫付挂号费，不厌其烦地为他们挂热门专家的号，老干部们亲切地称她为"贴心小棉袄"。